推行全程健康管理，
开启帕金森病等慢性疾病患者的
健康新生活。

周登峰

中国健康管理协会副会长

中国健康管理协会远程健康专业委员会主任委员

帕金森病
脑深部电刺激
全程精准手术图解

DBS

主　审　凌至培

主　编　徐　欣　梅珊珊

副主编　张世忠　孟凡刚　吴　曦

编　者（按姓氏笔画排序）

吴　曦　海军军医大学第一附属医院（上海长海医院）

何骁征　南方医科大学珠江医院

张世忠　南方医科大学珠江医院

孟凡刚　首都医科大学附属北京天坛医院

侯旭升　南方医科大学珠江医院

徐　欣　中国人民解放军总医院第一医学中心

梅珊珊　首都医科大学宣武医院

薛　杉　南方医科大学珠江医院

编写秘书　黄安琪　富　晶

人民卫生出版社
·北京·

图书在版编目（CIP）数据

帕金森病脑深部电刺激全程精准手术图解 / 徐欣，梅珊珊主编 . -- 北京 ： 人民卫生出版社，2025. 2（2025. 4 重印）.
ISBN 978-7-117-37355-5

Ⅰ. R651-64

中国国家版本馆 CIP 数据核字第 2025D37F48 号

人卫智网	www.ipmph.com	医学教育、学术、考试、健康，购书智慧智能综合服务平台
人卫官网	www.pmph.com	人卫官方资讯发布平台

帕金森病脑深部电刺激全程精准手术图解
Pajinsenbing Naoshenbu Dianciji Quancheng
Jingzhun Shoushu Tujie

主　　编：徐　欣　梅珊珊
出版发行：人民卫生出版社（中继线 010-59780011）
地　　址：北京市朝阳区潘家园南里 19 号
邮　　编：100021
E - mail：pmph @ pmph.com
购书热线：010-59787592　010-59787584　010-65264830
印　　刷：鸿博睿特（天津）印刷科技有限公司
经　　销：新华书店
开　　本：889 × 1194　1/20　　印张：14
字　　数：284 千字
版　　次：2025 年 2 月第 1 版
印　　次：2025 年 4 月第 2 次印刷
标准书号：ISBN 978-7-117-37355-5
定　　价：138.00 元
打击盗版举报电话：010-59787491　E-mail：WQ @ pmph.com
质量问题联系电话：010-59787234　E-mail：zhiliang @ pmph.com
数字融合服务电话：4001118166　E-mail：zengzhi @ pmph.com

主编简介

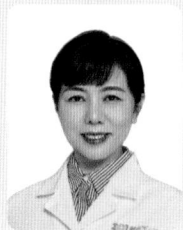

徐 欣

　　中国人民解放军总医院第一医学中心神经外科学部副主任医师，硕士生导师；法国巴黎第六大学神经科学硕士。中国健康管理协会神经调控全程管理分会副会长，中国研究型医院神经电生理专委会副主任委员，北京市神经变性病学会运动障碍疾病和神经调控委员会常务委员，中国医师协会神经调控专业委员会青年委员，北京医学会帕金森与运动障碍分会委员。

　　擅长帕金森病、特发性震颤、肌张力障碍（斜颈）、癫痫、抽动症、老年痴呆等疾病的神经调控治疗。在国内率先开展了立体定向脑电图和多通道微电极记录。2021年获华夏医学科技奖一等奖。主编《帕金森病健康管理手册》，参编《立体定向和功能神经外科手术学》《功能神经外科》等专著，以第一作者或通信作者发表SCI论文和核心期刊多篇。多次担任《夕阳红》《乡里乡亲》《创新进行时》等节目嘉宾。在人民日报、新华社等媒体发表多篇科普文章。

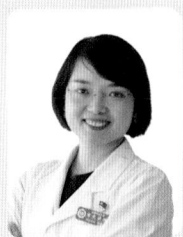

梅珊珊

　　首都医科大学宣武医院神经内科副主任医师，副教授，硕士生导师；首都医科大学宣武医院内蒙古医院副院长。中国微循环学会神经变性病专业委员会青年委员会副主任委员，中国健康管理协会神经调控全程管理分会副秘书长，中国老年学和老年医学学会老年脑疾病分会常务委员，北京神经科学学会神经调控与功能修复专业委员会副主任委员。

　　主要致力于帕金森病、震颤、肌张力障碍等运动障碍疾病的神经调控治疗。建立及推广神经调控全周期管理模式，牵头建立全国神经调控多中心研究队列和神经调控协作网络。主持和参与"十四五"重点专项和科技部重点研发计划等多项国家级课题。参编《帕金森病防治基层医生手册》《帕金森病健康管理手册》等专著。

序

自法国 Alim Louis Benabid 教授于 1987 年成功使用脑深部电刺激术（DBS）刺激丘脑腹外侧的腹中间核治疗帕金森病以来，全世界很多医学中心相继开展该项技术治疗帕金森病，还选择性地对肌张力障碍、特发性震颤、癫痫、慢性疼痛、微意识促醒、神经性厌食症、药物成瘾等疑难的功能性神经系统疾病进行治疗，均取得了满意的疗效。

2024 年发表的最新数据显示：目前中国已经有 508 万名帕金森病患者。最新治疗指南《中国帕金森病治疗指南》（第四版）提示，早期帕金森病患者可选择药物治疗为主，中、晚期患者仍以手术治疗（主要是 DBS）为宜。掌握 DBS 在临床上的应用至关重要，其疗效与严格术前评估、标准化电极植入、术后个体化程控三方面息息相关，稍有疏漏就会导致术后疗效不佳或无效。

为了充分反映神经调控新技术和新方法，进一步促进神经调控技术在我国提高和普及，中国人民解放军总医院第一医学中心徐欣教授牵头，组织了国内从事神经调控的知名专家，如梅珊珊、张世忠、孟凡刚、吴曦教授等，编著了这部《帕金森病脑深部电刺激全程精准手术图解》。全书共分六章，包含对术前患者的全面评估、对手术中每个细节的详细描述、对术后管理主要原理及方法的讲解，并配有图表、视频，使阅读此书者如身临其境，很快领悟其中奥妙。

　　本书是一本专业书籍，内容丰富，条理清晰，图文并茂，通俗易懂，实用性强。此书以丰富的神经科学知识，促进和提高我国神经调控工作效率，对于我国功能性神经系统疾病诊疗，具有推动、指导意义。是适合神经内科、神经外科医师，研究生和神经调控科研人员的一部优秀参考书。

中华医学会神经外科学分会功能神经外科学组　原组长
安徽省脑立体定向神经外科研究所　原所长
中国科学技术大学附属第一医院（安徽省立医院）　主任医师、教授
2024 年 10 月 10 日

前　言

帕金森病是一种神经退行性疾病，目前的治疗方法包括早期的药物治疗和中晚期的手术治疗，以及伴随患者终生的康复治疗和心理治疗。

脑深部电刺激术（DBS）是治疗中晚期帕金森病的一种重要方法。创立于 1987 年的脑深部电刺激术，在全世界范围内已有 30 多万人受益。一项针对 DBS 术后 15 年治疗效果的研究显示：入组患者的僵直、行动缓慢和震颤症状的改善率达 50% 以上，服药总量相对于术前减少 50% 以上。

DBS 的治疗效果与三个方面相关：严谨的术前评估、精准的电极植入和术后的个体化程控，三个方面缺一不可。门诊中常能看到这样的场景，开机前患者是轮椅推着来的，开机后自己推着轮椅回去，生活质量得到了明显改善。随着医学研究的不断深入和技术的发展，DBS 手术的应用范围也在逐渐扩大，现在 DBS 手术适应证已经扩展到帕金森病、特发性震颤、抽动症、肌张力障碍、癫痫、梅杰氏综合征、痉挛性斜颈、阿尔茨海默病、强迫症等数十种疾病。

目前，在临床工作中，年轻医生主要通过进修来学习这项专业技能，但由于时间有限，技术步骤繁杂，想系统、全面掌握 DBS 手术，难度很大。面对我国庞大的患者群体和人才缺口，我们迫切希望可以推出一本全面描述 DBS 的书籍——一本包含疾病评估、手术精准过程和程控的书籍，来辅助临床工作。而且，国内开展 DBS 的医院在疾病的评估、两百多个步骤的手术过程、个体化的程控等方面各有不同，本书的出版恰好能有效地解答以上问题。

为了更好地开展 DBS 手术，给运动障碍性疾病患者送去高质量的生活，本书联合国内权威专家，以帕金森病为例，集各家所长，结合各大医院的方法，对精细的评估、精准的植入和个体化的程控做出全面解读。另外，本书特别采用了手绘的方式，更直观和细节化地展示各个环节的疑点和难点。在必要的章节配备了相关操作全程录像。希望能给年轻医师提供一本内容丰富、图片精准、录像精良的书籍，让 DBS 这项技术给更多的运动障碍性疾病患者带来幸福生活。

在书籍撰写的过程中，得到了很多人的帮助与支持。在此，特别感谢中国人民解放军总医院、南方医科大学珠江医院功能神经外科、首都医科大学附属北京天坛医院功能神经外科、海军军医大学第一附属医院（上海长海医院）神经外科、首都医科大学宣武医院神经内科的各位医师。感谢中国健康管理协会神经调控全程管理分会，特别是张海清常务副秘书长的协助，在此深表感谢。

人类对大脑的了解和开发还存在许多未知的领域，对帕金森病的研究亦是如此。希望本书为您认识帕金森病、诊断帕金森病、治疗帕金森病提供一些参考。

徐欣

2024 年 11 月 16 日

目　录

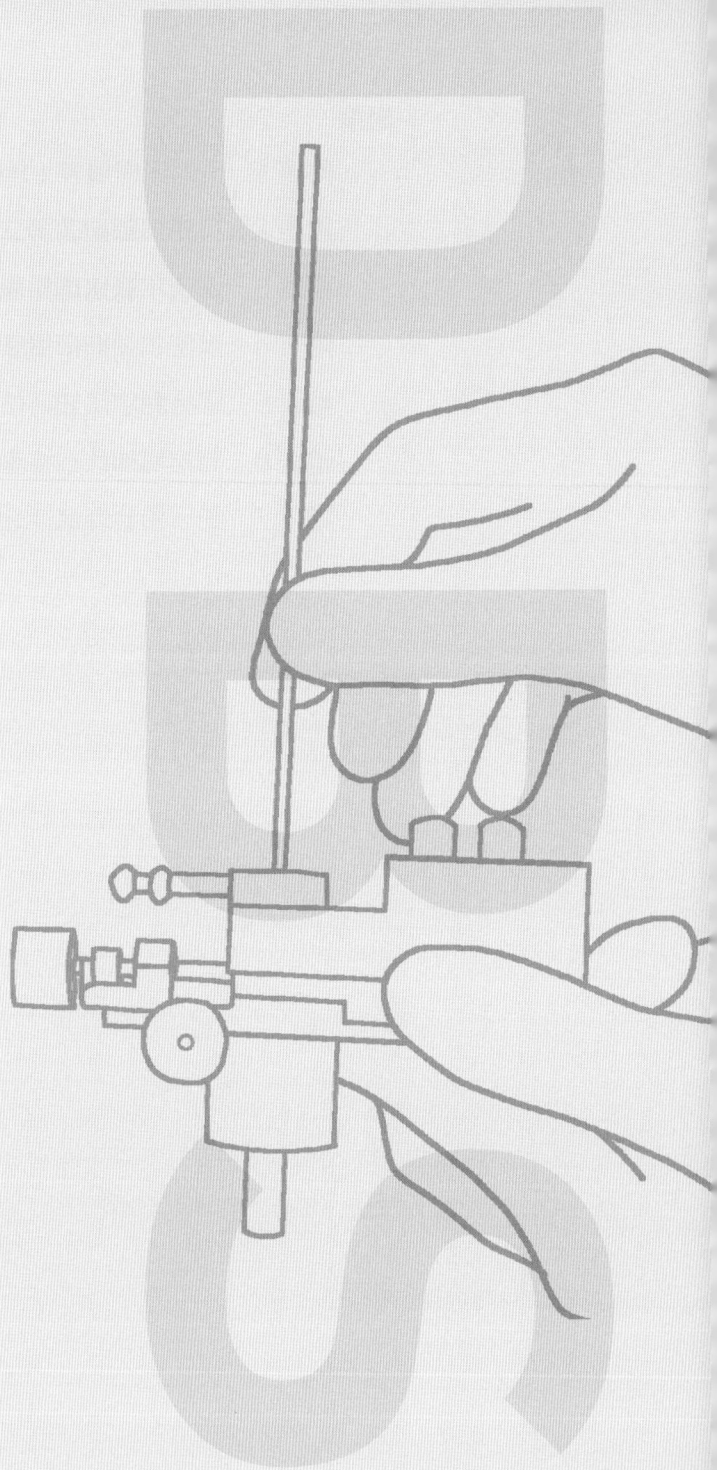

01

第一章　引言

帕金森病是一种神经退行性疾病。目前的临床治疗经验提示：疾病早期，正确使用药物治疗，可以让患者生活质量改善，达到帕金森病治疗的第一个"蜜月期"。4~6年后，有46%的概率会出现运动并发症，主要包括运动波动和异动症。手术是治疗运动并发症一种比较好的方式，即脑深部电刺激术（deep brain stimulation，DBS），可以让中晚期帕金森病患者的生活质量再次改善，让患者进入治疗的第二个"蜜月期"。随着老龄化的到来，2024年最新发布的数据显示，我国已有508万帕金森病患者，因此需要更多的专科医生（神经内科和神经外科医生）来为这些患者提供更专业和精准的治疗。

帕金森病DBS手术的效果与三个方面相关：手术前患者的精准评估、手术中精准的植入和手术后的精准程控。因此，对患者的全程管理是手术效果的保证。那么，如何才能全程管理好患者呢？手术前的精准评估、手术中的精准植入和手术后的精准程控该如何进行？这是大家都非常关心的内容，而如何真正做到全程管理好患者，目前还是一个难点，主要与以下几个方面有关：

首先，关于疾病的诊断和鉴别诊断，《中国帕金森病脑深部电刺激专家共识》指出：原发性帕金森病是手术适应证。但继发性帕金森综合征、帕金森叠加综合征以及越来越多发的各种不同基因型的帕金森综合征，给原发性帕金森病的鉴别诊断带来了困难。因此，需要更专业的鉴别诊断方法。

其次，帕金森病患者除了看得见的运动症状（如静止性震颤、行动缓慢和肢体僵直、步态障碍），还存在四种不同类型的非运动症状：认知障碍、精神障碍、睡眠障碍和自主神经功能障碍。严重的认知和精神障碍会影响手术效果，非运动症状也会影响患者对手术效果的评价。因此，精细评估患者的运动症状和非运动症状的方法也非常必要。全面精准的评估工作，是保证手术效果的第一步。

再次，是 DBS 手术原理和方法的掌控。目前 DBS 主要使用立体定向的方法植入电极。除了需要掌控各个步骤的立体定向原理和工具使用，还要掌控手术中其他设备的连接和使用，比如术中需要记录电生理信号，因此，需要掌控立体定向和微电极推进器之间的手术操作过程和原理。同时，DBS 手术设备的检测和连接，也是保证手术顺利进行所要掌握的内容。详细掌握每个手术环节是保证手术效果的第二步。

最后，是术后的精准管理。DBS 手术精准植入电极后，使用 DBS 进行帕金森病治疗才刚刚开始。对 DBS 机制、程控原理的理解是程控的开始。掌握程控设置的原则，可以应对程控中出现的各种不同反应。从开机测试到长期随访方法的把控，以及程控中疑难症状的处理，都是临床经常遇到的问题。精细的个体化术后管理是保证 DBS 效果最关键的一步。

综上所述，一例成功的 DBS 手术需要精准的术前评估、精准的电极植入、精准的手术过程，以及对每个手术后患者的精准个体化管理。因此，在目前的临床实践中，需要一本全面涵盖 DBS 术前评估、手术流程和个体化程控的帕金森病全程管理的参考书。为了更好地保证 DBS 手术效果，给每一位已经从事和将要从事此工作的专科医生（神经内科和神经外科医生）提供实用的参考，本书特将以上过程总结为简练的语言，并把相关重点内容用手绘插图的形式描绘出来，关键操作步骤配有高清视频，将接受 DBS 的患者全周期治疗方案清晰地呈现在各位专科医生面前，一是简单易懂，二是精准，三是美观。希望本书的出版不仅能让更多医生受益，也能够让关注 DBS 手术相关过程和效果的帕金森病患者及家属，对相关内容有一个直观的了解。

DBS

帕金森病
脑深部电刺激
全程精准手术图解

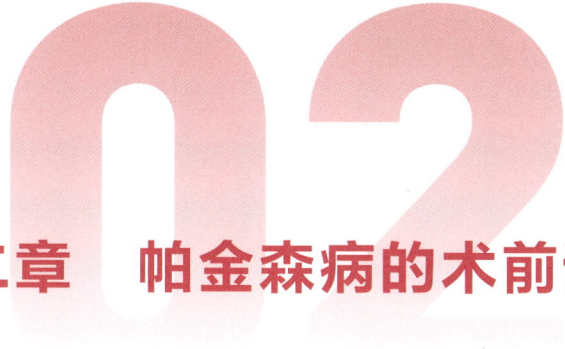

第二章　帕金森病的术前评估

第二章　帕金森病的术前评估

第一节
帕金森病的诊断及鉴别诊断

一、帕金森病的诊断

（一）目的

原发性帕金森病（Parkinson's disease，PD）、遗传性帕金森病及各种基因型帕金森病是《中国帕金森病脑深部电刺激疗法专家共识（第二版）》推荐的脑深部电刺激疗法适应证。因此，要筛选适合脑深部电刺激疗法的患者，准确诊断是第一要素。我国 2016 年发布的《中国帕金森病的诊断标准》，或国际帕金森病及运动障碍学会（International Parkinson and Movement Disorder Society，MDS）2015 年发布的原发性帕金森病的诊断标准均可参考，本书参考的是前者。

（二）方法

诊断帕金森病分为帕金森综合征诊断和帕金森病的诊断两个步骤。

1. 帕金森综合征的诊断　帕金森综合征的诊断基于 3 个核心运动症状。

（1）运动迟缓：随意运动减少，各种动作启动困难，和在持续运动中出现运动幅度或速度的下降。

（2）静止性震颤：没有自主性肌肉收缩活动，肢体处于静止状态时出现 4~6Hz 的震颤（运动后被抑制）。

（3）肌强直：患者处于放松姿势时，四肢及颈部主要关节屈、伸、旋前、旋后的被动运动的阻力均增加。

以上 3 个症状中，运动迟缓为必备项目，静止性震颤和肌强直须至少存在 1 项，则帕金森综合征诊断确立（图 2-1-1）。

2. 帕金森病的诊断　在帕金森综合征的诊断确立的前提下，可继续进行帕金森病的诊断（图 2-1-2）。诊断标准中有 4 条支持标准、9 条绝对排除标准、10 条警示征象，依照以下流程进行帕金森病的诊断：

（1）是否存在任何绝对排除标准，如果是，则不能诊断为帕金森病，如果否，进入下一步评测。

（2）记录警示征象和支持标准的数目。如果有至少 2 条支持标准且没有警示征象，则诊断为临床确诊的帕金森病；如果有 2 条以上警示征象，则不能诊断为帕金森病；如果警示征象少于 2 条，且支持标准数目大于等于警示征象的数目，则诊断为临床很可能的帕金森病。

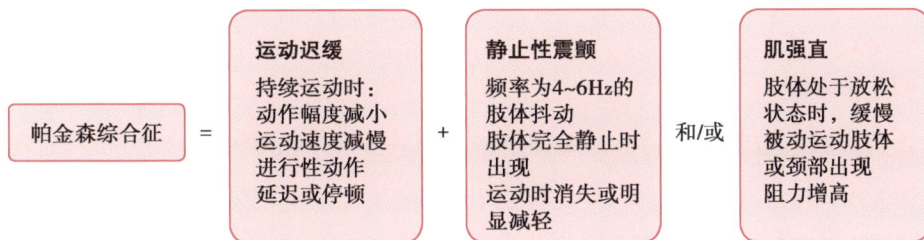

| 帕金森综合征 | = | 运动迟缓
持续运动时：
动作幅度减小
运动速度减慢
进行性动作
延迟或停顿 | + | 静止性震颤
频率为4~6Hz的
肢体抖动
肢体完全静止时
出现
运动时消失或明
显减轻 | 和/或 | 肌强直
肢体处于放松
状态时，缓慢
被动运动肢体
或颈部出现
阻力增高 |

图 2-1-1　帕金森综合征的诊断标准

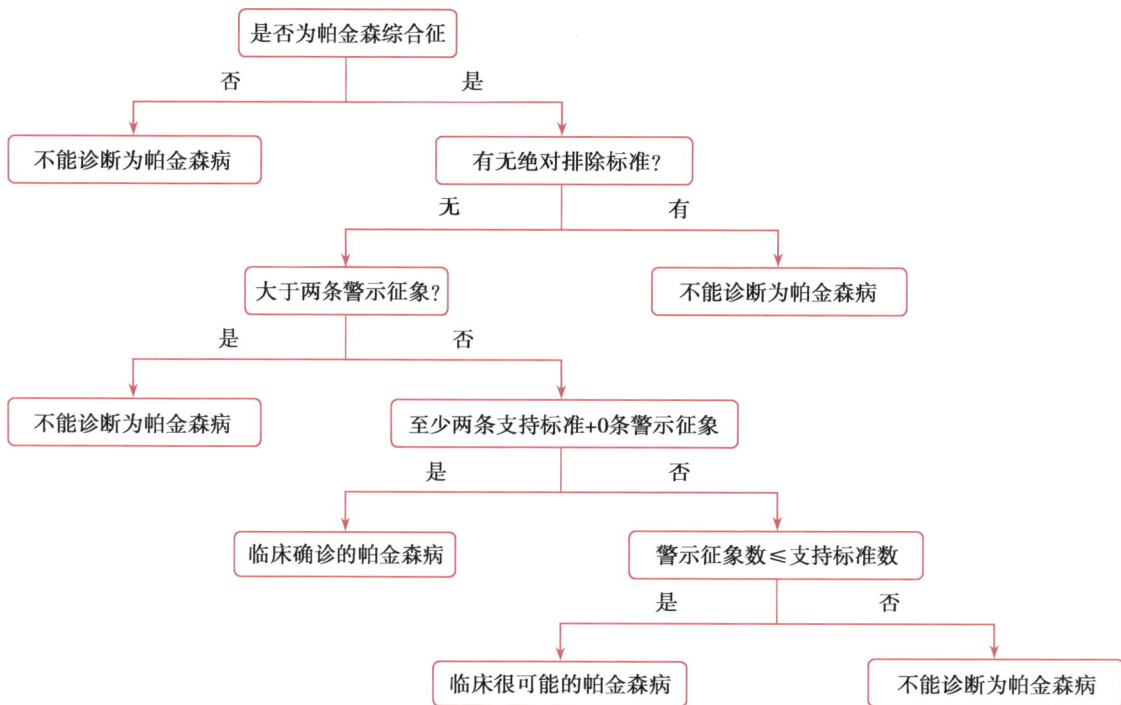

图 2-1-2　帕金森病的诊断流程图

（三）注意事项

帕金森病诊断可借助统一帕金森病评定量表第三部分（Unified Parkinson's Disease Rating Scale Part Ⅲ，UPDRS–Ⅲ），相关的支持标准（表 2-1-1）、绝对排除标准（表 2-1-2、图 2-1-3）、警示征象（表 2-1-3）等如下。

表 2-1-1　帕金森病诊断支持标准

4 条支持标准	注意事项
多巴胺能药物疗效明确且显著有效： 　治疗后 UPDRS-Ⅲ评分改善 >30% 或主观显著改善 　或存在明确的开 / 关期症状波动	患者或照料者提供的可靠的病情变化可作为参考
出现左旋多巴诱导的异动症	需要重点鉴别异动症和震颤
查体可见单个肢体的静止性震颤	是"静止性震颤"而非运动性或者姿势性震颤；是"单个肢体"而非双侧对称性震颤
特殊检查阳性： 　嗅觉减退 / 丧失 　黑质超声异常高回声（>20mm^2） 　心脏间碘苄胍闪烁显像示心脏去交感神经支配	无

表 2-1-2　帕金森病诊断绝对排除标准

9 条绝对排除标准	主要鉴别疾病或关注点
明确存在小脑性共济失调或小脑性眼动异常	与多系统萎缩或者脊髓小脑共济失调鉴别
出现向下的垂直性核上性凝视麻痹或向下的垂直性扫视减慢	与进行性核上性麻痹鉴别
发病 5 年内被诊断为高度怀疑的行为变异型额颞叶痴呆或原发性进行性失语	与额颞叶痴呆鉴别
发病 3 年后仍局限于下肢的帕金森样症状	与血管性帕金森综合征或者特发性正常压力脑积水鉴别

续表

9 条绝对排除标准	主要鉴别疾病或关注点
多巴胺受体拮抗剂或多巴胺耗竭剂治疗诱导的帕金森综合征，其剂量和时程与药物性帕金森综合征相一致	与药源性帕金森综合征鉴别
尽管病情为中等严重程度（根据 MDS-UPDRS，评定肌强直或运动迟缓计分大于 2 分），但患者对于高剂量（不少于 600mg/d）左旋多巴治疗缺乏显著的治疗应答	建议 600mg/d 的左旋多巴服用 4 周后评价治疗效果
存在明确的皮质复合感觉丧失以及存在明确的肢体观念运动性失用或进行性失语	与皮质基底节综合征鉴别
分子神经影像学检查突触前多巴胺能系统功能正常	与药源性帕金森综合征、特发性震颤等鉴别
存在明确可导致帕金森综合征或疑似与患者症状相关的其他疾病，或基于全面诊断评估，由专业医师判断其可能为其他综合征而非帕金森病	

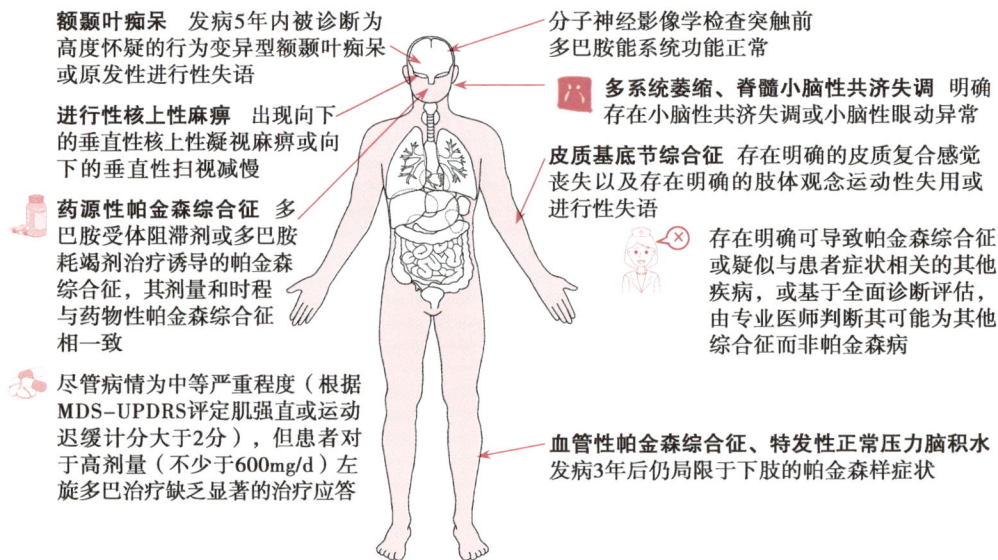

额颞叶痴呆 发病5年内被诊断为高度怀疑的行为变异型额颞叶痴呆或原发性进行性失语

进行性核上性麻痹 出现向下的垂直性核上性凝视麻痹或向下的垂直性扫视减慢

药源性帕金森综合征 多巴胺受体阻滞剂或多巴胺耗竭剂治疗诱导的帕金森综合征，其剂量和时程与药物性帕金森综合征相一致

尽管病情为中等严重程度（根据MDS-UPDRS评定肌强直或运动迟缓计分大于2分），但患者对于高剂量（不少于600mg/d）左旋多巴治疗缺乏显著的治疗应答

分子神经影像学检查突触前多巴胺能系统功能正常

多系统萎缩、脊髓小脑性共济失调 明确存在小脑性共济失调或小脑性眼动异常

皮质基底节综合征 存在明确的皮质复合感觉丧失以及存在明确的肢体观念运动性失用或进行性失语

存在明确可导致帕金森综合征或疑似与患者症状相关的其他疾病，或基于全面诊断评估，由专业医师判断其可能为其他综合征而非帕金森病

血管性帕金森综合征、特发性正常压力脑积水 发病3年后仍局限于下肢的帕金森样症状

图 2-1-3　9 条绝对排除标准示意图

表 2-1-3　帕金森病诊断警示征象

10 条警示征象	主要鉴别疾病或关注点
发病 5 年内出现快速进展的步态障碍，以至于需要经常使用轮椅	与进行性核上性麻痹或多系统萎缩鉴别
运动症状在 5 年及以上完全不进展	规律服用药物可让运动症状较为稳定，因此需排除治疗的因素
发病 5 年内出现延髓性麻痹症状（严重的发音困难、构音障碍或吞咽困难）	与多系统萎缩鉴别
发病 5 年内吸气性呼吸功能障碍（吸气性喘鸣或频繁的吸气性叹息）	与多系统萎缩鉴别
发病 5 年内出现严重自主神经功能障碍：体位性低血压（站起 3 分钟内收缩压下降至少 20mmHg 或舒张压下降至少 10mmHg，并排除药物、脱水或其他可能解释自主神经功能障碍的疾病），严重的尿潴留或尿失禁（不包括女性长期存在的低容量压力性尿失禁和简单的功能性尿失禁；对于男性患者，需排除前列腺疾病继发表现，且伴发勃起障碍）	重点鉴别多系统萎缩 多巴胺能药物尤其是多巴胺受体激动剂可导致低血压的发生，糖尿病等导致的周围神经损害也可导致低血压 经产妇盆底肌力量不足可导致功能性尿失禁，男性前列腺肥大可导致尿潴留，都是需要排除的问题
发病 3 年内由于平衡障碍反复跌倒（>1 次 / 年）	与进行性核上性麻痹鉴别
发病 10 年内出现不成比例的颈部前倾或手足挛缩	与多系统萎缩或者皮质基底节综合征鉴别
发病 5 年内不出现任何一种常见的非运动症状（包括嗅觉减退、睡眠障碍、自主神经功能障碍、精神障碍等）	
出现其他原因不能解释的锥体束征	与血管性帕金森综合征或多系统萎缩鉴别
起病或病程中表现为双侧对称性的帕金森综合征症状，患者的症状及客观查体均无明显侧别差异	

二、主要鉴别诊断的疾病

（一）目的

帕金森病的运动症状及非运动症状复杂多样，需与多种疾病相鉴别。某些类型的帕金森综合征（多系统萎缩、进行性核上性麻痹、皮质基底节变性等）由于病情进展较快，对药物反应欠佳，合并有较多的非运动症状，并不推荐采用 DBS 手术治疗。而对于某些继发性帕金森综合征（药源性帕金森综合征、特发性正常压力脑积水等），针对病因进行治疗可取得更好的治疗效果，因此也并不推荐采用 DBS 手术。

（二）方法

帕金森病需要与许多疾病相鉴别，主要的鉴别点和疾病的联系见图 2-1-4。

以下列举较为常见的需鉴别疾病。

1. 多系统萎缩（multiple system atrophy，MSA） 多系统萎缩核心的临床表现除了帕金森综合征，还有小脑综合征、泌尿系统功能障碍和心血管自主神经功能障碍（图 2-1-5），早期即可出现进展性的严重自主神经功能障碍，包括神经源性体位性低血压（图 2-1-6）和储尿、排尿功能障碍等。磁共振影像上可见壳核、脑桥萎缩（图 2-1-7）。^{18}F-FDG PET/CT 检查可见壳核、脑桥和小脑低代谢。

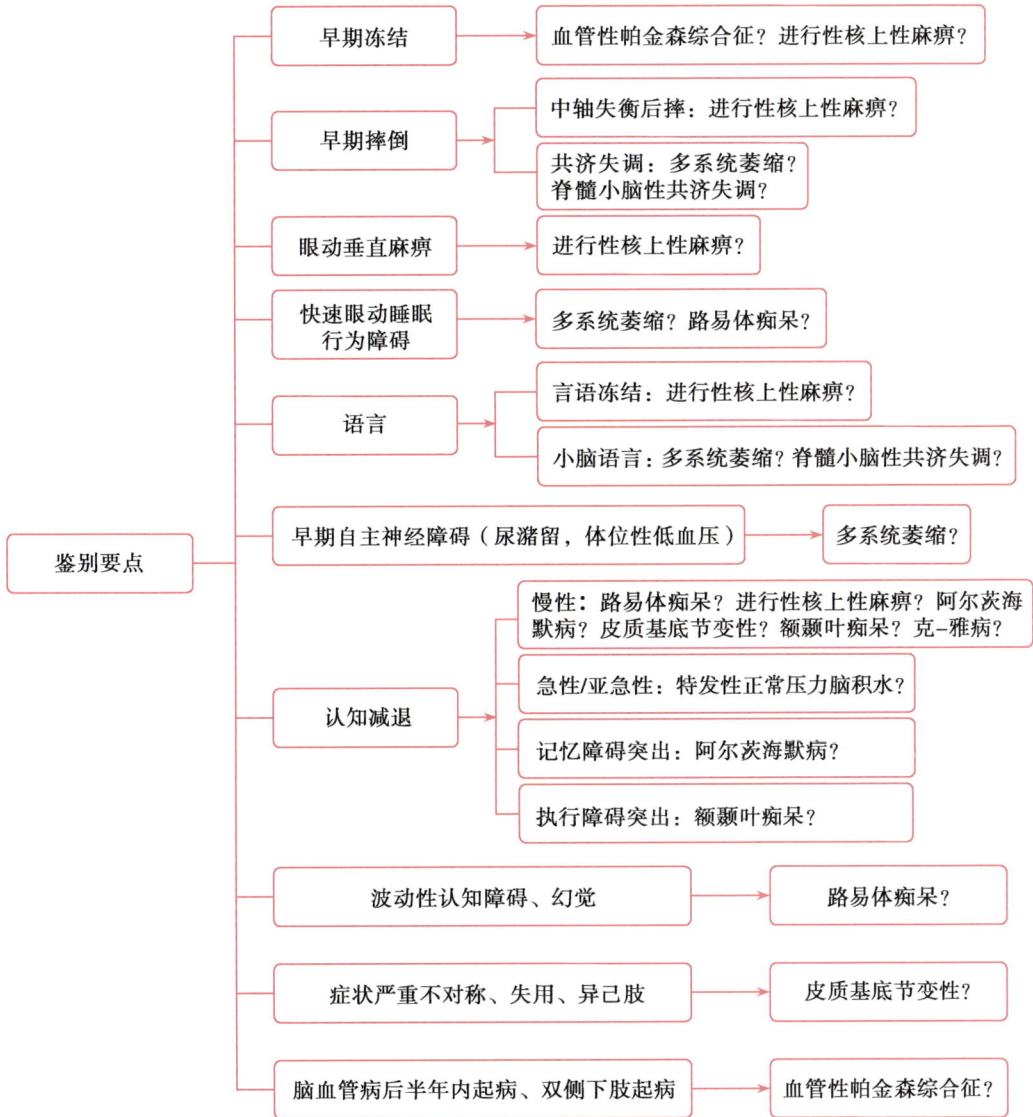

图 2-1-4　帕金森病主要鉴别点和疾病的联系

核心临床表现

其他临床表现

神经系统：
帕金森综合征
小脑综合征

神经系统（其他）：
快速眼动睡眠障碍
睡眠呼吸暂停和低通气
强哭强笑、姿势不稳
巴宾斯基征阳性、姿势畸形
肌阵挛样姿势性或动作性震颤

心血管系统：
神经源性体位性低血压
仰卧位或夜间高血压

咽喉部位：
喘鸣、吸气样叹息、
语言障碍、吞咽困难

皮肤：
冷手冷脚
排汗功能异常

泌尿系统：
排尿困难、尿潴留
紧迫性尿失禁
膀胱过度活动

生殖系统：
勃起障碍

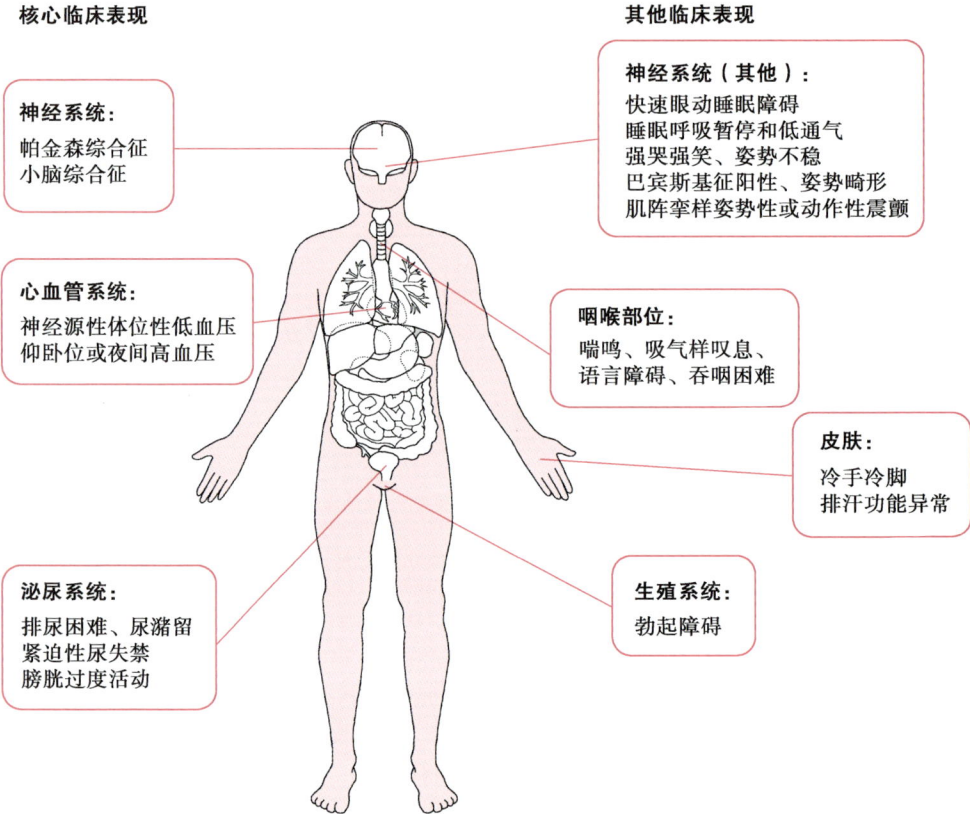

图 2-1-5　多系统萎缩临床特点

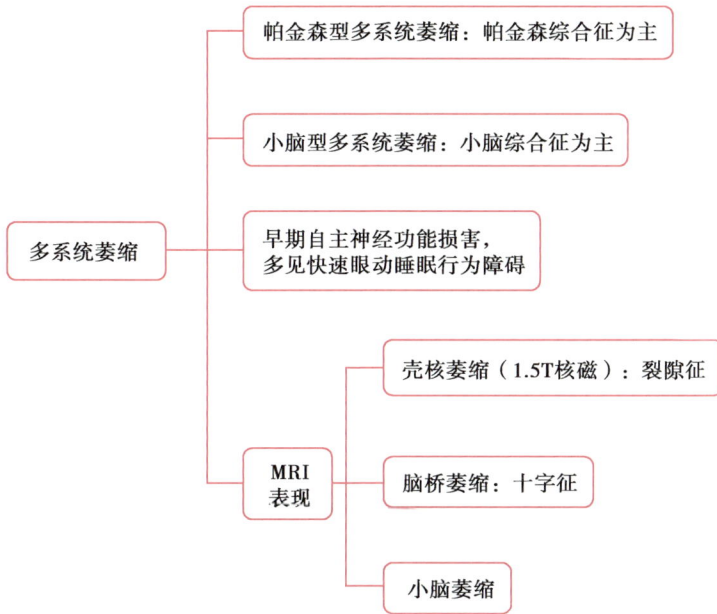

图 2-1-5　多系统萎缩临床特点（续）

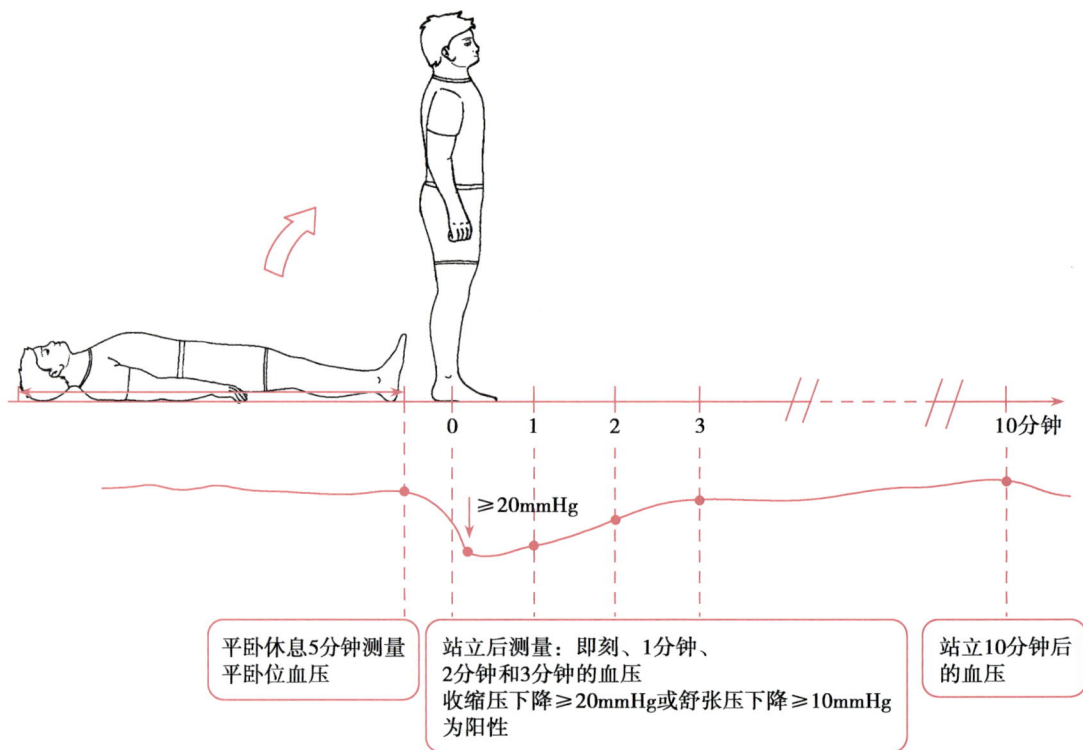

平卧休息5分钟测量平卧位血压

站立后测量：即刻、1分钟、2分钟和3分钟的血压

收缩压下降≥20mmHg或舒张压下降≥10mmHg为阳性

站立10分钟后的血压

≥20mmHg

0   1   2   3   10分钟

图 2-1-6　体位性低血压查体

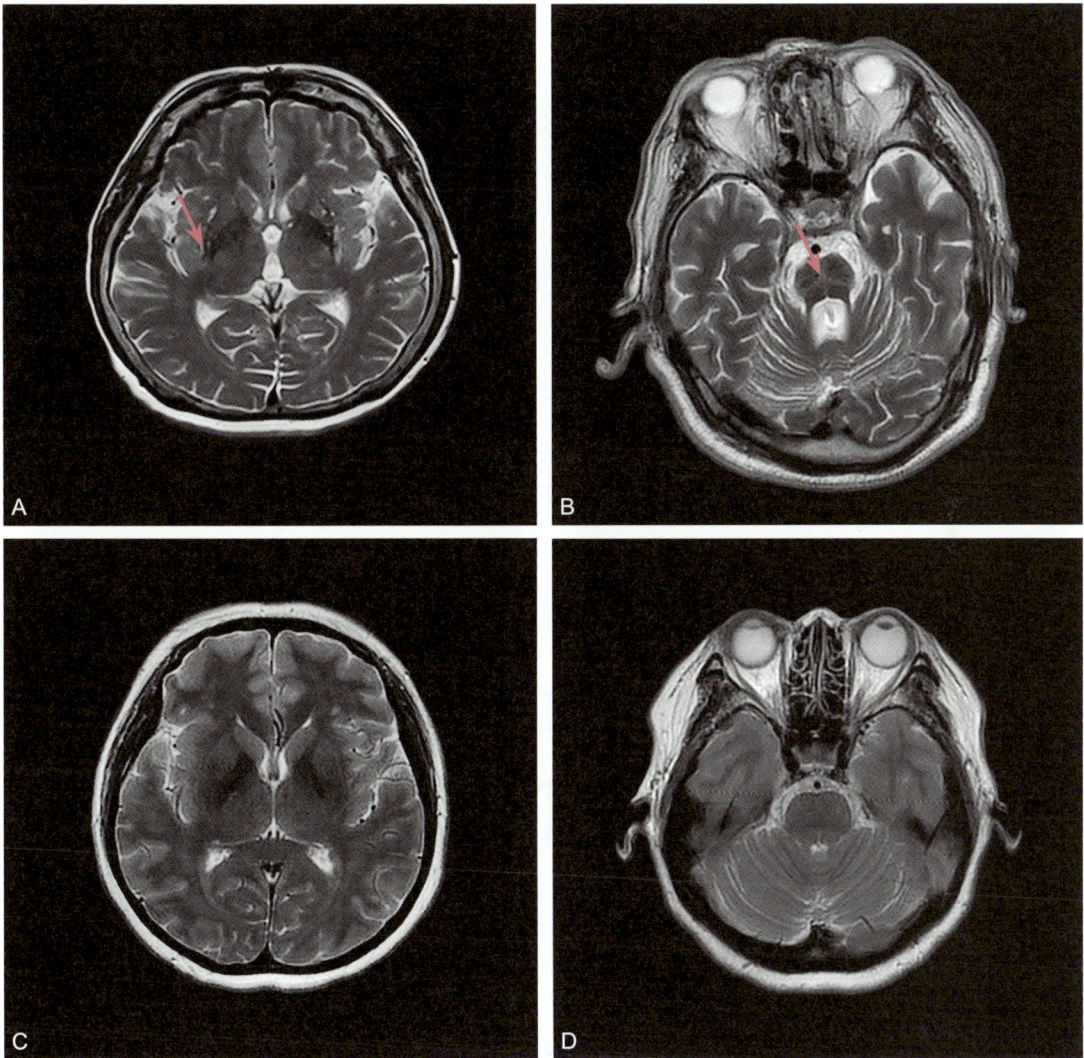

图 2-1-7　多系统萎缩头颅磁共振影像学特征

A. 壳核萎缩"裂隙征"（箭头）；B. 横断面脑桥萎缩可见"十字征"（箭头）；C、D. 正常人同层影像。

2. 进行性核上性麻痹（progressive supranuclear palsy，PSP）　进行性核上性麻痹的核心特征是眼球运动障碍（图2-1-8）、姿势不稳、运动障碍和认知功能障碍（图2-1-9），根据诊断确定程度核心特征由高到低分为1~3级。磁共振影像上可见中脑和小脑上脚萎缩（图2-1-10），^{18}F-FDG PET/CT可见额叶、尾状核、中脑和丘脑低代谢。

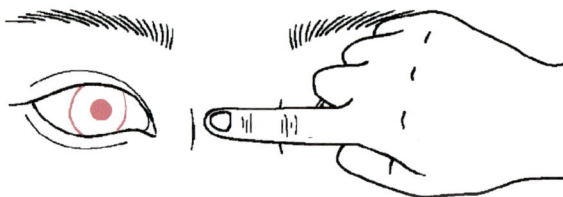

① 垂直眼动

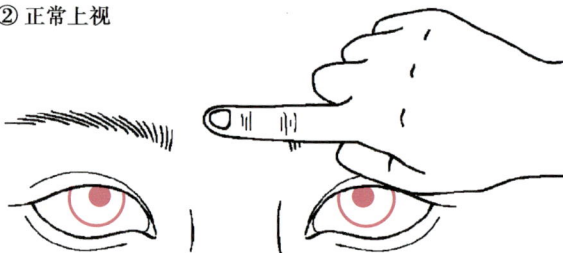

② 正常上视

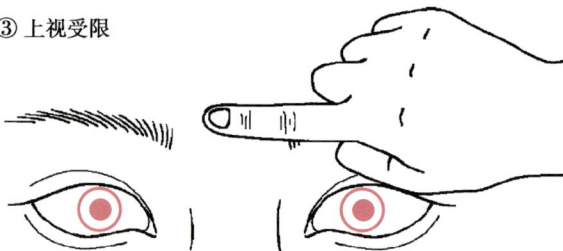

③ 上视受限

图 2-1-8　垂直眼动查体

```
进行性核上        ┌── 严重的姿势不稳伴早期跌倒
性麻痹               垂直性核上性眼肌麻痹
                     对称性多巴抵抗的运动不能假性麻痹
                     冻结步态，非流利性失语

                  ├── MRI可见：
                     蜂鸟征（矢状面）/牵牛花征（横断面）

                  └── 垂直性眼肌麻痹查体 ─┬── 指令动眼
                                          ├── 目标动眼
                                          └── 跟踪扫视
```

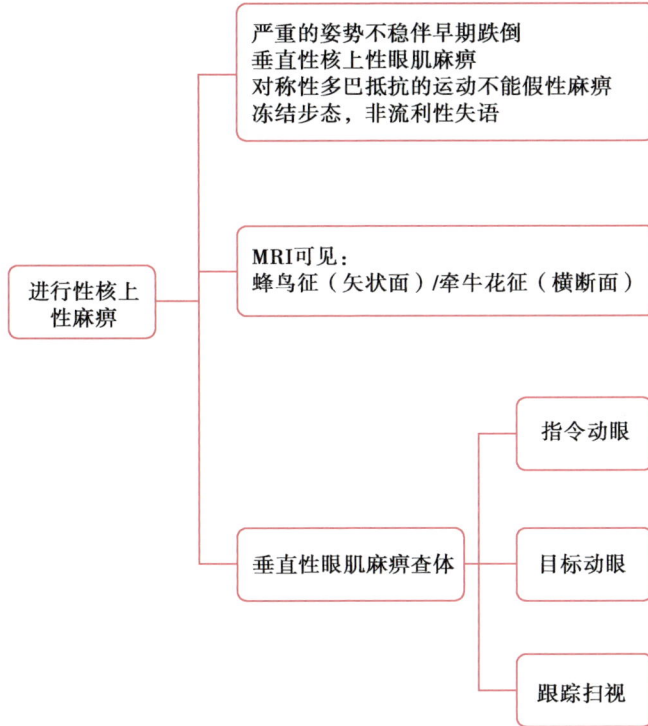

图 2-1-9　进行性核上性麻痹临床特点

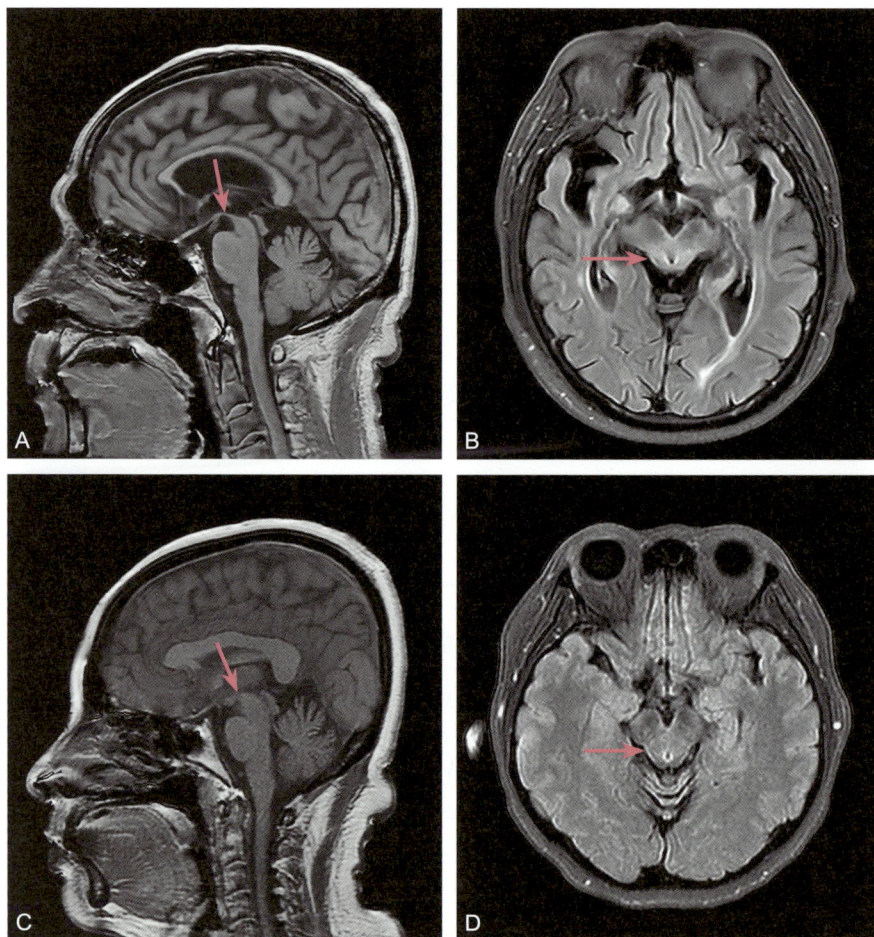

图 2-1-10　进行性核上性麻痹头颅磁共振影像学特点

A. 矢状位"蜂鸟征"；B. 横断面中脑"牵牛花征"；C、D. 正常人同层影像。

3. 皮质基底节变性（corticobasal degeneration，CBD）　皮质基底节变性中最常见的表型是皮质基底节综合征（corticobasal syndrome，CBS），其核心特征是非对称性症状，皮质损害导致的失用、皮质感觉障碍或者异己肢和基底节损害导致的帕金森症状、肌张力障碍或肢体肌阵挛。影像表现为不对称性额顶叶皮质萎缩，^{18}F-FDG PET/CT 可见不对称性额颞叶及基底节低代谢。皮质基底节综合征、皮质基底节变性诊断标准见表 2-1-4、表 2-1-5，皮质基底节变性排除标准见表 2-1-6。

表 2-1-4　皮质基底节综合征诊断标准

临床表型	临床表现
很可能 CBS	非对称性症状，满足以下 a~c 中 2 个运动症状：a. 肌强直或运动迟缓；b. 肢体肌张力障碍；c. 肢体肌阵挛；加上以下 d~f 中 2 个皮质症状：d. 口或肢体失用；e. 皮质感觉障碍；f. 异己肢
可能 CBS	可以为对称性症状，满足以下 a~c 中 1 个运动症状：a. 肌强直或运动迟缓；b. 肢体肌张力障碍；c. 肢体肌阵挛；加上以下 d~f 中 1 个皮质症状：d. 口或肢体失用；e. 皮质感觉障碍；f. 异己肢
额叶行为空间综合征（FBS）	满足以下症状中的 2 个症状：a. 执行功能障碍；b. 行为或人格改变；c. 视空间功能障碍
非流利性原发性进行性失语（naPPA）	语法错误加上满足以下症状中 1 个症状：a. 语法或句子理解障碍而单词理解相对保留；b. 言语产生困难（言语失用症）
进行性核上性麻痹综合征（PSPS）	满足以下症状中 3 个症状：a. 躯干或非对称性肌强直或运动迟缓；b. 姿势不稳或跌倒；c. 尿失禁；d. 行为改变；e. 核上性垂直凝视麻痹或垂直扫视速度下降

表 2-1-5　皮质基底节变性诊断标准

患者表现	很可能的 CBD	可能的 CBD
表现	隐袭起病，逐渐进展	隐袭起病，逐渐进展
症状持续	至少 1 年	至少 1 年
起病年龄	≥50 岁	无
家族史（2 个或以上亲属）	无	可有
可能的表型	1）很可能 CBS；或 2）FBS 或 naPPA 加上至少 1 个 CBS 特征（a~f）	1）可能的 CBS；或 2）FBS 或 naPPA；或 3）PSPS 加上至少 1 个 CBS 特征（b~f）
Tau 蛋白相关基因突变	无	可有

表 2-1-6　皮质基底节变性排除标准

排除标准
路易体病相关证据：出现典型的 4Hz 静止性震颤，持续左旋多巴反应性或幻觉
多系统萎缩相关证据：存在自主神经系统障碍或小脑症状
肌萎缩侧索硬化相关证据：存在上下运动神经元同时受累症状
语义性痴呆或音韵失调型原发性进行性失语
局部性损伤引起的结构性损害
PGRN 基因突变，TDP-43 基因突变，FUS 基因突变
阿尔茨海默病（AD）相关证据：AD 相关基因突变等（可能排除部分合并淀粉样变的 CBD，故也可能导致部分 CBD 病例漏诊）

4. 特发性正常压力脑积水　特发性正常压力脑积水典型的三联征是步态障碍、认知障碍和膀胱功能障碍，但在老年人群中涉及多种疾病，可合并帕金森病存在。如无腰椎穿刺禁忌，发现三联征的患者均建议进行腰椎穿刺放液试验（图2-1-11）。颅脑CT或MRI可见脑室扩大（Evans指数≥0.3或z-Evans指数>0.42）。

评估	基线	放液		8小时	24小时	72小时
步态平衡评估（TUG）						
认知功能评估（MMSE）		放液30~50mL	或压力降至零			
膀胱功能评估（膀胱日记）						

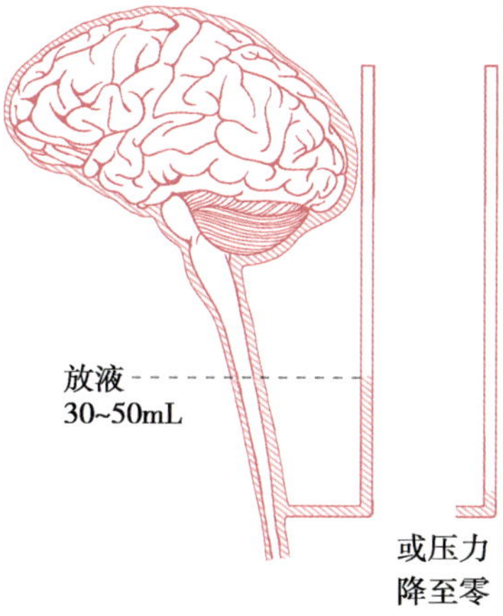

图2-1-11　放液试验

（三）注意事项

在疾病早期，患者可能只表现为运动迟缓或者肌强直等帕金森样症状，全面的体格检查和完善辅助检查都是非常至关重要的。另外，随着病情进展，相应疾病的特征也会越来越显著，因此不宜过早给予DBS治疗。

第二节
运动症状评估

一、帕金森病综合评价量表

（一）目的

新版 MDS 帕金森病综合评定量表（MDS Unified-Parkinson Disease Rating Scale，MDS-UPDRS）由国际帕金森病及运动障碍学会根据帕金森病评价量表工作组的建议发起修订，于 2003 年发布，旨在为运动障碍病领域提供一个对帕金森病患者的运动症状和非运动症状进行综合标准化评定的工具。该量表是定量评价帕金森病患者疾病严重程度以及判定治疗效果的重要依据，是术前评估必不可少的工具，其中的量表第三部分被重点用于急性左旋多巴负荷试验中。

（二）方法

MDS-UPDRS 包括四大部分。

第一部分：评价日常生活中的非运动症状，ⅠA-评分者评价，ⅠB-患者或者照料者评价。

第二部分：评价日常生活中的运动症状，患者或照料者评价。

第三部分：运动功能检查，评分者评价。

第四部分：评价运动并发症，评分者评价。

该量表的评分标准为 0~4 分，0 为正常，1 为轻微，2 为轻度，3 为中度，4 为重度。所有的评分均为整数，不能用 0.5 或者不填，当某项不适宜或者不能评分（例如截肢者无法评价肢体分数），此项记为 UR。以下将每一部分选取一项进行说明。

1. 第一部分（ⅠA）是他评量表，由评分者进行填写。

　　评分者需要充分理解指导语的意思，根据指导语进行询问，不应将评分选项读给患者或者照料者，而是通过交谈和检查明确患者的情况，根据自己的医学知识给出最合适的选项。以下为示范：

1.1　认知功能损害

【给评分者的指导语】考察各种认知功能的损害程度以及患者和 / 或照料者认为它们对日常生活的影响。认知功能的损害包括认知缓慢、推理能力减退、记忆力下降、注意力和定向力缺陷。

【给患者（及照料者）的指导语】在过去的一周内，您是否觉得在记忆力、与人交谈、专心、清晰地思考或是在家附近或街道中找路等方面有困难呢？（如果患者回答是，评分者应要求患者或照料者详细说明并探询更多信息。）

　　0=正常：没有认知功能损害。

　　1=极轻微：患者或照料者觉察到有认知功能损害，但并未对日常活动或社会交往产生具体影响。

　　2=轻微：临床上已有明显的认知功能损害，但仅对日常活动或社会交往产生轻微影响。

　　3=中度：认知功能损害影响了患者的日常活动或社会交往，但患者仍能进行这样的活动。

　　4=重度：认知功能损害使得患者无法进行正常的日常活动或社会交往。

2. 第一部分（ⅠB）和第二部分自评问卷　由患者本人或者与照料者一起完成。

　　患者需要自己或者与照料者一起阅读问卷，根据患者的一般情况选择最合适的答案。评分者可与患者一起查看题目，核对所有问题是否均回答清楚，也可向患者解释其不明确之处。以下为示范：

1.7　睡眠问题

【给患者（及照料者）的指导语】在过去一周内，您是否晚上入睡困难或是难以保持整晚持续的睡眠？早上醒来您觉得休息得如何？

0=正常：没有睡眠问题。

1=极轻微：有睡眠问题，但通常可以休息一整夜。

2=轻微：有睡眠问题，且整晚处于睡眠状态有一定的困难。

3=中度：有睡眠问题，且难以维持整晚都处于睡眠状态，但通常还是能休息一多半的时间。

4=重度：我通常整夜大部分时间不能入睡。

2.1　言语

【给患者（及照料者）的指导语】在过去一周内，您觉得说话有问题吗？

0=正常：没有问题。

1=极轻微：我说话声音小，含糊或不顺畅，但别人不需要我重复。

2=轻微：我偶尔需要重复说一遍，但不是每天都这样。

3=中度：我说话不清楚，以至于每天都会有人要求我重复，但大部分他们还是能理解。

4=重度：别人大部分或完全不能听懂我讲话。

ER2-2-1
言语

3. 第三部分他评量表　由评分者填写。

　　评估项目包括帕金森病的四大核心症状，运动迟缓、僵直、震颤和姿势步态异常。每个项目都有相应的指导语，评分者应遵循，评分者在讲解检查动作的同时应进行示范，停止示范后让患者独立完成动作。"全身自发性运动"和"静止性震颤"两项被安排在量表的最后，需要在整个检查过程中获取有关这两项的信息进行评价。以下为示范：

（1）运动迟缓

3.4　对指试验

【给评分者的指导语】指导患者以最大的幅度和最快的速度用示指拍打拇指 10 次。双手分别测试，评估动作的速度和幅度、有无迟疑和停顿，以及有无幅度的逐渐缩小（图 2-2-1）。

【评分标准】

　　0=正常：没有问题。

　　1=轻微，有下列情形之一：①手指拍打动作的正常节律被一次或两次中断或迟疑打断；②动作轻微变慢；③手指拍打的幅度在接近第 10 次时减小。

　　2=轻度，有下列情形之一：①在手指拍打的过程中有 3~5 次的停顿；②动作轻度缓慢；③手指拍打的幅度在拍打次数到一半时即开始减小。

　　3=中度，有下列情形之一：①手指拍打过程中有 5 次以上的停顿或是至少有一次较长时间的冻结（僵住）；②动作中度变慢；③手指拍打的幅度从拍打的第一次即开始逐渐减小。

　　4=重度，由于动作的迟缓、中断或是幅度的减少患者不能或是几乎不能完成此项动作。

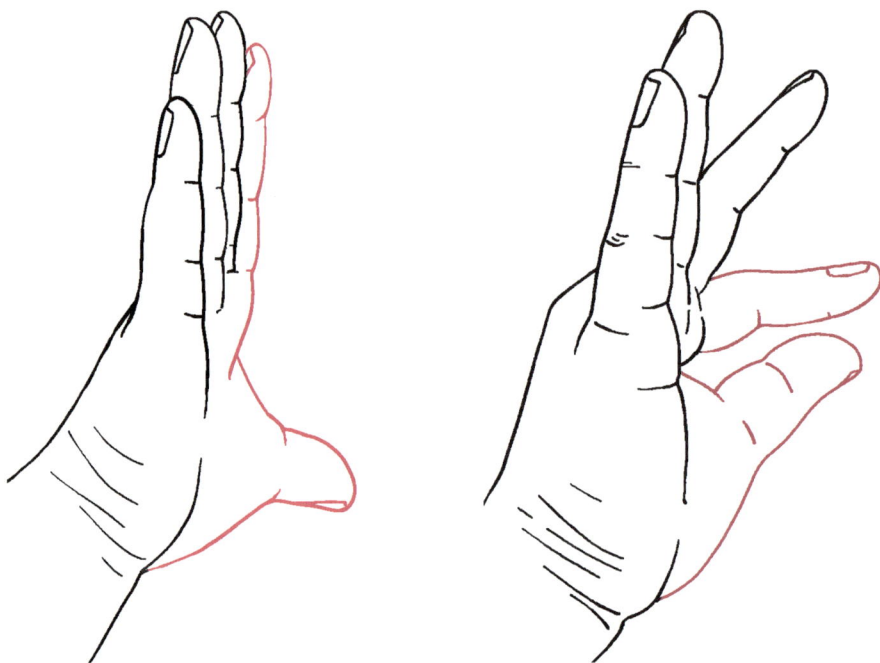

图 2-2-1　对指试验

ER2-2-2
对指

ER2-2-3
握拳

ER2-2-4
轮替

ER2-2-5
脚趾拍地

ER2-2-6
腿部灵活性

（2）僵直

3.3　僵直

【给评分者的指导语】评分者在患者处于完全放松的状态下活动患者的肢体和颈部，评估患者的大关节在缓慢地被动活动时的僵直状态。首先，在无加强的情况下测试。分别测试和评估颈部和四肢。对于上肢，要同时测试腕部和肘关节。对于下肢，要同时测试髋关节和膝关节。如果没有发现僵直，则需使用加强试验；例如让未被测试的肢体进行手指拍打，伸掌握拳，或是足跟点地的动作（图 2-2-2）。在做此项检查时，应告知患者要尽量放松。

【评分标准】

需分别评估 5 个部分的分数：颈部，左上肢，右上肢，左下肢，右下肢。

0=正常：没有僵直。

1=轻微：只有在加强试验时才能发现有僵直。

2=轻度：不需要加强试验即可发现有僵直，但关节的活动范围不受限且可轻松达到。

3=中度：不需要加强试验即可发现有僵直，需要用力才能使关节的活动范围不受限。

4=重度：不需要加强试验即可发现有僵直，且关节的活动范围受限。

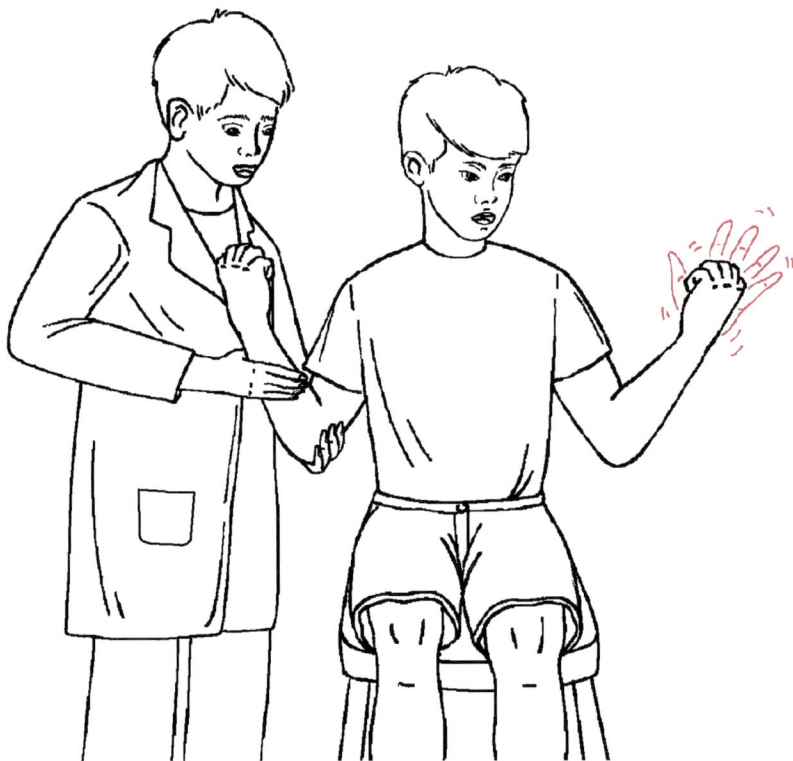

图 2-2-2 僵直查体加强试验

（3）震颤

3.17 静止性震颤的幅度

【给评分者的指导语】本项和下一项检查被特意放在了运动检查的最后。评分者可以在运动检查的评分过程中观察患者在任何时候可能出现的静止性震颤，包括患者安静地坐着，行走和身体某些部位活动而某些部位静止的时候。把任何时候看到的最大的震颤幅度记录为最终的评分。这里只评价震颤的幅度而不记录震颤的持续性或间断性。另外，此项检查也要求患者静坐在椅子上 10 秒来评分，双手应置于扶手上（而不是腿上），双足舒适地放在地上。四肢和嘴唇/下颌均应分别进行静止性震颤的评分。把任何时候看到的最大的震颤幅度记录为最终的评分。

ER2-2-7
静止性震颤的幅度−肢体

ER2-2-8
静止性震颤的幅度−下颌

ER2-2-9
手部的姿势性震颤

ER2-2-10
手部的动作性震颤

【评分标准】

需分别评估 5 个部分的分数：嘴唇 / 下颌，左上肢，右上肢，左下肢，右下肢（图 2-2-3）。

嘴唇 / 下颌评分

0= 正常：没有震颤。

1= 轻微：最大震颤幅度小于 1cm。

2= 轻度：最大震颤幅度大于等于 1cm，但小于 2cm。

3= 中度：最大震颤幅度大于等于 2cm，但小于 3cm。

4= 重度：最大震颤幅度大于等于 3cm。

肢体评分

0= 正常：没有震颤。

1= 轻微：最大震颤幅度小于 1cm。

2= 轻度：最大震颤幅度大于等于 1cm，但小于 3cm。

3= 中度：最大震颤幅度大于等于 3cm，但小于 10cm。

4= 重度：最大震颤幅度大于等于 10cm。

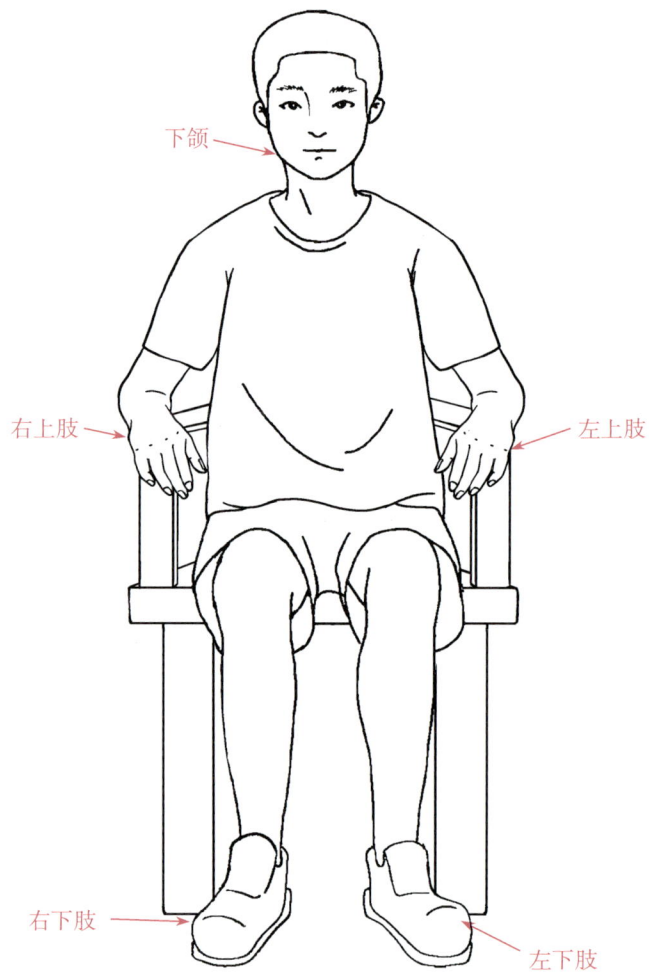

图 2-2-3 静止性震颤评分区域

（4）姿势步态异常

3.12　姿势的稳定性

【给评分者的指导语】本项检查患者应站直双眼睁开，双足适当地分开，平行站稳。在评分者快速有力地后拉患者的肩膀后，通过观察患者对身体突然移位的后退反应来评价其姿势的稳定性。具体检查时，评分者站在患者后面，并告知患者接下来要做的事。向患者解释他可以后退以防摔倒。评分者背后的墙至少应在 1~2m 之外，以便观察患者后退的步数。第一次后拉应是指导性的演示，力量要轻也不计入评分。第二次要快而有力地将患者的肩膀拉向评分者，力量要足以使患者的重心移动以至于患者必须后退来保持平衡。评分者应做好准备接住患者，但又必须留出足够的空间以观察患者后退的步数。不允许患者向前弯腰以试图抵抗被拉。观察患者后退的步数或是否跌倒。后退两步或两步以内是正常的恢复平衡的反应，后退三步及以上为异常。如果患者不能理解此检查，评分者可重复此检查以确定患者的表现确实是由于自身的限制而非误解或没有准备好所致。观察患者站立的姿势，记录在 3.13 项中（图 2-2-4）。

ER2-2-11
姿势稳定性

ER2-2-12
从椅子上站起来

ER2-2-13
步态

ER2-2-14
冻结步态

ER2-2-15
姿势

【评分标准】

0=正常：没有问题，后退一两步即恢复站立。

1=轻微：需要后退三到五步，但不需要别人帮助即恢复站立。

2=轻度：需要后退五步以上，但仍不需要别人帮助即恢复站立。

3=中度：可以安全地站立，但缺乏姿势平衡反射；如果评分者不接住会跌倒。

4=重度：姿势非常不稳，倾向于自发失去平衡或是轻微地触碰肩膀即可跌倒。

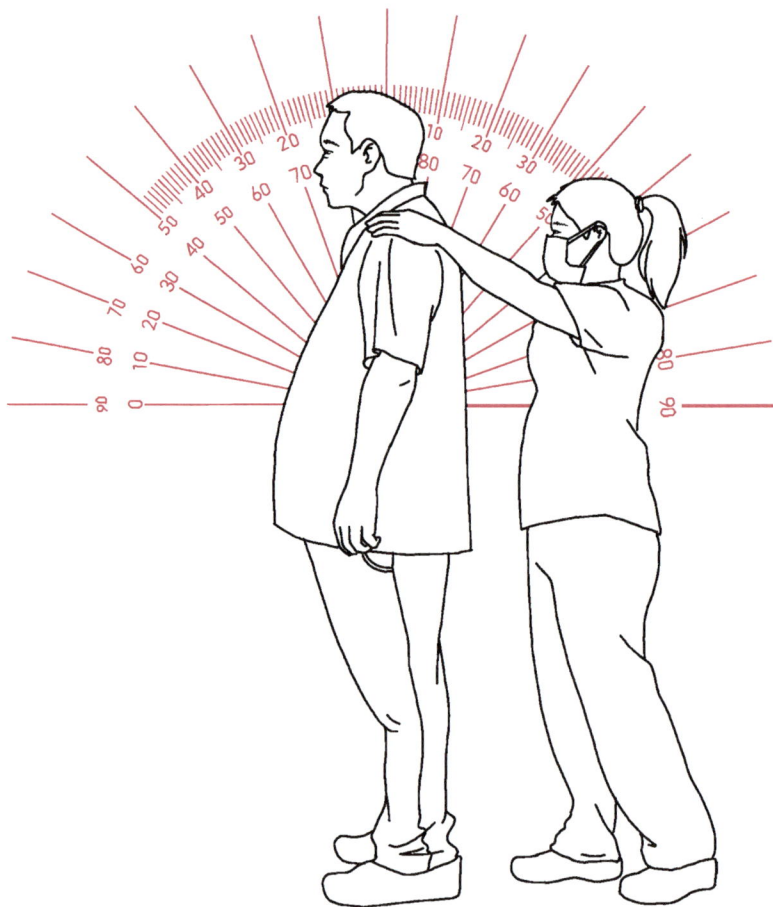

图 2-2-4　姿势稳定性试验

（三）注意事项

第三部分量表评价的是帕金森病的运动症状，需要注意以下几点：

1. 标注患者是否在服用治疗帕金森病的药物。

2. 标注距离最后一次服用左旋多巴类药物的时间。

3. 标注患者目前所处的状态，是"开期"还是"关期"。

4. 双手或者双脚要分别测试，同时做动作有可能导致双侧评分不准确。

5. 评分者在讲解动作时应同时向患者示范动作，当开始测试患者时应停止示范，让其独立完成。

除了第三部分量表以外，填写其他部分量表时需注意以下几点：

1. 需要注明信息来源是患者、照料者还是两者均有。

2. 评价的是包括评估当天在内近一周的情况，反映的是患者通常的功能状况。

3. 通常情况下，评价时不区分"开期"和"关期"，但某些特殊研究需要时，也可分别进行评价。

二、急性左旋多巴负荷试验

（一）目的

在帕金森病的诊断标准中，多巴胺能药物疗效的判定是 4 条支持标准之一。对于药物疗效评估可以参考客观的 UPDRS 评分改善率和患者主观改善程度，急性左旋多巴负荷试验（levodopa challenge test，LCT）为重要的评估方法之一。DBS 术前完善该评估可以提高帕金森病诊断的准确性，且目前认为左旋多巴有效性可以预测 DBS 的手术效果。

（二）方法

1. 药物剂量　对于未服药治疗的患者，可采用阶梯式剂量进行试验，从 125mg、187.5mg、250mg 逐渐递增，来观察患者对药物的疗效反应。对于已服药治疗的患者，可计算患者晨起服用药物的左旋多巴等效剂量，采用 1.5 倍的剂量进行试验。一般不超过 500mg，避免引起不良反应。

2. 试验前准备　停用所有多巴胺能相关药物至少 12 小时，若条件允许可停用 15 天以尽量减少多巴胺能药物的长程效应影响。尽量在晨起空腹条件下进行，应与上一餐间隔 45 分钟以上，以避免蛋白质饮食对左旋多巴吸收的干扰。对于部分新诊断患者或未曾用药患者，可在服用左旋多巴前给予 10~20mg 多潘立酮等预防或减轻可能的胃肠道不适或直立性低血压等药物副作用。

3. 药效评估　一般采用 MDS-UPDRS 量表第三部分（MDS-UPDRS Ⅲ，U3）的总分以评估患者运动症状的严重程度。急性左旋多巴负荷试验的评估至少应有 5 次，分别为：

（1）基线：服药前评估，为后续评估计算改善率的基础。

（2）开始见效：客观定义为运动评分开始改善的时期，通常发生在服药后 30 分钟左右。

（3）药效峰值：即为患者主观认为药效最佳的状态，预设为服药后 1.5~2 小时，该峰值是可变的，应为患者及评估者共同认可，其峰值改善率的计算用于判定患者对左旋多巴的反应性。

（4）药效减弱。

（5）药效终末。

临床常用的记录表格见表 2-1-1：

表 2-2-1　急性左旋多巴负荷试验记录表

项目		基线	半小时	1 小时	2 小时	3 小时	4 小时
言语							
面部表情							
强直	颈部						
	右上肢						
	左上肢						
	右下肢						
	左下肢						
对指	右上肢						
	左上肢						
握拳	右上肢						
	左上肢						
轮替	右上肢						
	左上肢						
腿部	右下肢						
	左下肢						
脚趾	右下肢						
	左下肢						
起立							
步态							

续表

项目		基线	半小时	1 小时	2 小时	3 小时	4 小时
冻结步态							
姿势稳定性							
姿势							
躯体少动							
平伸	右上肢						
	左上肢						
指鼻	右上肢						
	左上肢						
静止性震颤	嘴唇						
	右上肢						
	左上肢						
	右下肢						
	左下肢						
震颤持续时间							
总分							
改善率							
卧位血压 /mmHg							
立位血压 /mmHg							

注：改善率 =（基线总分-当时总分）/ 基线总分 ×100%。

4. 左旋多巴反应性的计算　计算公式如下：

$$左旋多巴反应性（\%LR）= \frac{关期\,U3\,分数 - 药效峰值\,U3\,分数}{关期\,U3\,分数} \times 100\%$$

5. 急性左旋多巴反应性临界值　实际上急性左旋多巴反应性（%LR）临界值对术前评估的价值取决于它对左旋多巴长程效应（LDR）的预测能力。目前常用于 PD 诊断的 %LR 临界值为 30%，既往研究认为其对 LDR 预测的灵敏度、特异度、阳性预测值分别为 70.9%、81.4% 和 88.6%。也有研究将 %LR 临界值设定为 33%，近年来的研究发现其对 LDR 预测的灵敏度、特异度在 70%，阳性预测值及阴性预测值分别为 92.3% 和 32.1%。

（三）注意事项

1. 注意每次评估记录患者的主观改善率，0 分为最差，10 分为最好，让患者在整个测试过程中，根据每个时间点的自身状态进行打分。

2. 如果单次 LCT 患者不符合显著改善的结果，可以再复测 2 次。每次复测间隔 1 周，要求相同的药物洗脱时间以及一天中相同的试验时间，左旋多巴剂量可根据患者的反应适当增减。伴有严重异动症及药物难治性震颤的病例，尽管评价结果可能不符合急性左旋多巴反应性临界值的要求，但仍可考虑选择 DBS 治疗。

3. 常用的评估记录的 5 个时间点可选择为服药前、服药后 30 分钟、服药后 1 小时、服药后 2 小时、服药后 3 小时，如果 3 小时后患者的药效还未减退，可继续延长评估时间，每个小时评估一次。

三、运动波动的评估

（一）目的

帕金森病的运动波动是指患者在长期接受帕金森病药物治疗后，药物效果在一天中发生起伏变化的现象。这种波动通常表现为药物效果的逐渐减退（剂末现象）和药物效果的过度增强（异动症），或者正常药物的有效时间内出现的症状突然缓解和加重现象（开关现象）等。评估患者的运动波动症状的类型和程度可以辅助选择最合适的手术方式，并在手术前和手术后进行针对性的药物治疗，以达到最佳的治疗效果。

（二）方法

通常采用剂末现象问卷（Wearing-Off Questionnaire，WOQ）评估患者的剂末现象，采用统一异动症评定量表（Unified Dyskinesia Rating Scale，UDysRS）评估患者的异动情况。

1. 剂末现象问卷常用的有针对 32 种症状评估的 WOQ-32 和简化后更适合临床实践的 WOQ-9（表 2-2-2），研究表明 WOQ-9 的评估价值不亚于 WOQ-32。

表 2-2-2 WOQ-9 问卷

症状	出现的症状	下次服药后能缓解的症状
震颤（例如手、肢体的抖动）		
动作缓慢（例如行走、吃饭、穿衣）		
情绪变化		
身体僵硬（如上肢或下肢）		
疼痛／酸痛		
灵活性减退（如系纽扣、写字）		
思维混乱／迟钝		
焦虑／惊恐发作		
肌痉挛（上肢、下肢或足）		

使用方法：患者在治疗期间出现上述症状，则在症状栏相应方框内打"√"；服药症状缓解，则在缓解栏相应方框内打"√"。

结果判断：同一症状，在症状栏和缓解栏均有"√"，则说明"剂末现象"可能已经出现。

2. 统一异动症评定量表 是一种专门用于评估帕金森病患者异动症的量表，可用于评估不同类型的异动症（如开期异动、关期肌张力障碍等）的严重程度、频率和对日常生活的影响。它包括 4 个部分（Part 1：开期异动；Part 2：关期肌张力障碍；Part 3：任务客观评分：肢体；Part 4：任务客观评分：总体）共 26 项评分，见表 2-2-3。

表 2-2-3　统一异动症评定量表

既往	分数	客观检查	分数
Part 1　开期异动		Part 3　任务客观评分：肢体	
1. 异动的时间		16. 面部	
2. 语言		17. 脖子	
3. 吞咽		18. 右手 / 上肢 / 肩膀	
4. 进食		19. 左手 / 上肢 / 肩膀	
5. 穿衣		20. 躯干	
6. 个人卫生		21. 右脚 / 下肢 / 臀部	
7. 写字		22. 左脚 / 下肢 / 臀部	
8. 日常活动 / 爱好		Part 4　任务客观评分：总体	
9. 行走 / 平衡		23. 交流	
10. 公共场合 / 社交		24. 喝水	
11. 兴奋场景		25. 穿衣	
Part 2　关期肌张力障碍		26. 行走	
12. 关期异动			

续表

既往	分数	客观检查	分数
13. 异动（非疼痛）对活动的影响			
14. 异动导致的疼痛对活动的影响			
15. 异动所致疼痛的严重程度			
既往分数（总分）		客观分数（总分）	

总分：

（三）注意事项

1. 剂末现象问卷询问的关键是正确判定患者的运动症状和非运动症状是否出现以及其与药物服用的相关性。

2. 统一异动症评定量表的关键是需要区分开期和关期的"异动"。开期的异常运动更倾向于称为"异动"，关期的异常运动更倾向于称为"肌张力障碍"。

四、步态及平衡的评估

（一）目的

姿势步态异常和平衡障碍是中晚期帕金森病患者常见的症状。DBS 手术对于冻结步态的改善情况效果不一，对于平衡障碍并无改善作用，而步态平衡异常往往又是疾病后期对于患者困扰较大的问题。因此对步态和平衡评估至关重要，医生可以了解患者的病情严重程度，判断手术适应证。此外，由于针对步态和平衡的特殊靶点和程控方式也都在研发使用中，标准化的评估有助于合理选择治疗策略和评价手术效果。

（二）方法

常用于步态平衡评估的有冻结步态问卷、步态跌倒问卷、Berg 平衡量表和计时起立行走测试等。

1. 冻结步态问卷　为患者自评问卷，询问的是过去 1 个月的情况（表 2-2-4）。

表 2-2-4　冻结步态问卷

I. 有无冻结情况

1. 您在过去 1 个月内有过"冻结现象"吗？

　　0=无

　　1=有

如果选择 1，继续下面 II、III 部分，II、III 部分的总分为新冻结步态量表（NFOG）最终得分。

II. 冻结严重程度

2. 发生冻结的频率

　　0=小于 1 次 / 周

　　1=不经常，1 次 / 周

　　2=经常，1 次 /d

　　3=非常频繁，大于 1 次 /d

3. 在转身时发生冻结的频率

　　0=从不

　　1=很少，1 次 / 月

　　2=不经常，1 次 / 周

　　3=经常，1 次 /d

　　4=非常频繁，大于 1 次 /d

　　如果此项得分 ≥ 1 分，继续完成第 4 题；如果此项得分为 0，直接回答第 5 题。

续表

4. 在转身时冻结持续时间

　　1=很短，1 秒

　　2=较短，2~5 秒

　　3=较长，5~30 秒

　　4=很长，大于 30 秒

5. 当您迈第一步的时候发生冻结的频率

　　0=从不

　　1=很少，1 次 / 月

　　2=不经常，1 次 / 周

　　3=经常，1 次 /d

　　4 非常频繁，大于 1 次 /d

　　　　　如果此项得分≥1 分，继续完成第 6 题；如果此项得分为 0，直接回答第 7 题。

6. 起步时冻结最长持续时间

　　1=很短，1 秒

　　2=较短，2~5 秒

　　3=较长，5~30 秒

　　4=很长，大于 30 秒

Ⅲ. 冻结对日常生活的影响

7. 冻结对您日常生活影响有多大

　　0=不影响

　　1=很少

　　2=中等程度

　　3=很大程度

8. 冻结会使您感觉不稳或担心摔倒吗？

　　0=不会

　　1=很少

　　2=中等程度

　　3=很大程度

9. 冻结对您日常活动的影响（仅冻结，非疾病全部症状对活动的影响）

　　0=不影响，我可以继续我的日常活动

　　1=轻度，我仅减少了一小部分日常活动

　　2=中度，我减少了大部分（约 1/2）日常活动

　　3=重度，我的日常活动非常受限

　　2. 步态跌倒问卷　为患者自评问卷，询问的是过去 1 个月的情况（表 2-2-5）。

表 2-2-5　步态跌倒问卷

1. 在您状态最佳的时候，步行的状态：

　　0=正常

　　1=几乎正常，相对慢些

　　2=慢但可以独立行走

　　3=需要帮助或行走援助

　　4=不能行走

2. 在您状态最差的时候，步行的状态：

　　0=正常

　　1=几乎正常，相对慢些

　　2=慢但可以独立行走

　　3=需要助行器或人员辅助

　　4=不能行走

3. 您的步态困难是否影响到日常活动及生活的独立性

　　0=完全无影响

　　1=轻度影响

　　2=中度影响

　　3=严重影响

　　4=不能行走

4. 您在步行转弯或刚开始步行，是否感到脚被粘在地上（冻结）？

　　0＝从不

　　1＝非常少见，约 1 次 / 月

　　2＝少见，约 1 次 / 周

　　3＝经常，约 1 次 /d

　　4＝行走总是这样

5. 您的冻结步态最长的一次发作多长时间？

　　0＝从未发生

　　1＝1~2 秒

　　2＝3~10 秒

　　3＝11~30 秒

　　4＝超过 30 秒以致无法行走

6. 您在迈步启动时的冻结步态会持续多长时间？（在迈出第一步时出现的冻结步态）

　　0＝从不

　　1＝超过 1 秒开始行走

　　2＝超过 3 秒开始行走

　　3＝超过 10 秒开始行走

　　4＝超过 30 秒开始行走

7. 您在转弯时的冻结步态会持续多久？（转弯时出现的冻结步态）

　　0＝从不

　　1＝在 1~2 秒内继续转弯

　　2＝在 3~10 秒内继续转弯

　　3＝在 11~30 秒内继续转弯

　　4＝超过 30 秒内不能转弯

8. 您在接近终点时的冻结步态持续多久？（在接近目标时冻结，例如当走到一定距离或接近一把椅子坐下来）

　　0=从不

　　1=在 1~2 秒内继续行走

　　2=在 3~10 秒内继续行走

　　3=在 11~30 秒内继续行走

　　4=超过 30 秒不能继续行走

9. 您在通过狭窄通道时的冻结步态会持续多久？（在尝试通过如门道等狭窄通道时冻结）

　　0=从不

　　1=在 1~2 秒内继续行走

　　2=在 3~10 秒内继续行走

　　3=在 11~30 秒内继续行走

　　4=超过 30 秒不能继续行走

10. 您在直线行走中出现的冻结步态会持续多久？

　　0=从不

　　1=在 1~2 秒内继续行走

　　2=在 3~10 秒内继续行走

　　3=在 11~30 秒内继续行走

　　4=超过 30 秒不能继续行走

11. 当您在面对压力赶时间的情况下，如电话响、乘坐电梯或过马路，出现的冻结步态持续多久？

　　0=从不

　　1=在 1~2 秒内继续行走

　　2=在 3~10 秒内继续行走

　　3=在 11~30 秒内继续行走

　　4=超过 30 秒不能继续行走

续表

12. 您多久跌倒一次?

    0=从不

    1=非常少见,约 1 次 / 年

    2=少见,约 1 次 / 月

    3=经常,约 1 次 / 周

    4=非常频繁,每天一次至多次

13. 您站立时,跌倒的频繁情况:

    0=从不

    1=发生过 1~2 次

    2=在过去 6 个月发生过 3~12 次

    3=每周一次以上

    4=行走时总是出现

14. 您因冻结发作而跌倒的频率?

    0=从不

    1=发生过 1~2 次

    2=在过去 6 个月发生过 3~12 次

    3=每周一次以上

    4=行走时总是出现

15. 您有慌张步态的经历吗?

    0=从不

    1=非常少见,约 1 次 / 月

    2=少见,约 1 次 / 周

    3=经常,约 1 次 /d

    4=行走时总是出现

16. 您因慌张步态而跌倒的频率?

    0=从不

    1=发生过 1~2 次

    2=在过去 6 个月发生过 3~12 次

    3=每周一次以上

    4=行走时总是出现

3. Berg 平衡量表　　Berg 平衡量表是一个广泛应用于临床的标准化平衡功能评定方法，将平衡功能从易到难分为 14 项，每项分为 5 级，由低到高评 0、1、2、3、4 分（表 2-2-6）。

评定者按照以下说明示范每个项目和 / 或给予受试者指导。如果某个项目测试双侧或测试 1 次不成功需要再次测试，则计分时记录此项目的最低得分。如果不能达到所要求的时间或距离，或受试者的活动需要监护，或受试者需要外界支持或评定者的帮助，则按照评分标准给予相应的分数。

测试所需的装置是一块秒表或带有秒针的手表，一把直尺或带有 5cm、12cm、25cm 刻度的测量尺。测试所需的椅子要高度适中。在进行第 12 项任务时要用到一个台阶或一只高度与台阶相当的小凳子。

表 2-2-6　Berg 平衡量表

1. 由坐到站

受试者体位：患者坐于治疗床上

测试指令：请站起来

　　4= 不用手帮助即能够站起且能够保持稳定

　　3= 用手帮助能够自己站起来

　　2= 用手帮助经过几次努力后能够站起来

　　1= 需要较小的帮助能够站起来或保持稳定

　　0= 需要中度或较大的帮助才能够站起来

2. 独立站立

受试者体位：站立位

测试指令：请尽量站稳

如果受试者能够独立站立 2 分钟，则第 3 项独立坐得满分，继续进行 4 项评定

　　4= 能够安全站立 2 分钟

　　3= 能够在监护下站立 2 分钟

　　2= 能够独立站立 30 秒

　　1= 经过几次努力能够独立站立 30 秒

　　0= 没有帮助不能站立 30 秒

续表

3. 独立坐

受试者体位：坐在椅子上，双足平放在地上、背部要离开椅背

测试指令：请将上肢交叉抱在胸前并尽量坐稳

　　4=能够安全地坐 2 分钟

　　3=能够在监护下坐 2 分钟

　　2=能够坐 30 秒

　　1=能够坐 10 秒

　　0=没有支撑则不能坐 10 秒

4. 由站到坐

受试者体位：站立位

测试指令：请坐下

　　4=用手稍微帮助即能够安全地坐下

　　3=需要用手帮助来控制身体重心下移

　　2=需要用双腿后侧抵住椅子来控制身体重心下移

　　1=能够独立坐在椅子上但不能控制身体重心下移

　　0=需要帮助才能坐下

5. 床－椅转移

先在治疗床旁边准备一把有扶手和一把无扶手的椅子

受试者体位：患者坐于治疗床上，双足平放于地面

测试指令：请坐到有扶手的椅子上来，再坐回床上；然后再坐到无扶手的椅子上，再坐回床上

　　4=用手稍微帮助即能够安全转移

　　3=必须用手帮助才能够安全转移

　　2=需要监护或言语提示才能完成转移

　　1=需要一个人帮助才能完成转移

　　0=需要两个人帮助或监护才能完成转移

续表

6. 闭眼站立

受试者体位：站立位

测试指令：请闭上眼睛，尽量站稳

    4=能够安全站立 10 秒

    3=能够在监护下站立 10 秒

    2=能够站立 3 秒

    1=闭眼时不能站立 3 秒但睁眼站立时能保持稳定

    0=需要帮助以避免跌倒

7. 双足并拢站立

受试者体位：站立位

测试指令：请将双脚并拢并且尽量站稳

    4=能够独立地将双脚并拢并独立站立 1 分钟

    3=能够独立地将双脚并拢并在监护下站立 1 分钟

    2=能够独立地将双脚并拢但不能站立 30 秒

    1=需要帮助才能将双脚并拢但双脚并拢后能够站立 15 秒

    0=需要帮助才能将双脚并拢且双脚并拢后不能站立 15 秒

8. 站立位上肢前伸

受试者体位：站立位

测试指令：将手臂抬高 90°，伸直手指并尽力向前伸，请注意双脚不要移动

注：进行此项测试时，要先将一根皮尺横向固定在墙壁上。受试者上肢前伸时，测量手指起始位和终末位对应于皮尺上的刻度，两者之差为患者上肢前伸的距离。如果可能的话，为了避免躯干旋转受试者要两臂同时前伸

    4=能够前伸大于 25cm 的距离

    3=能够前伸大于 12cm 的距离

    2=能够前伸大于 5cm 的距离

    1=能够前伸但需要监护

    0=当试图前伸时失去平衡或需要外界支撑

续表

9. 站立位从地上拾物

受试者体位：站立位

测试指令：请把你双脚前面的拖鞋捡起来

　　4=能够安全而轻易地捡起拖鞋

　　3=能够在监护下捡起拖鞋

　　2=不能捡起但能够到达距离拖鞋 2~5cm 的位置并且独立保持平衡

　　1=不能捡起并且当试图努力时需要监护

　　0=不能尝试此项活动或需要帮助以避免失去平衡或跌倒

10. 转身向后看

受试者体位：站立位

测试指令：双脚不要动，先向左侧转身向后看，然后，再向右侧转身向后看

注：评定者可以站在受试者身后，手拿一个受试者可以看到的物体以鼓励其更好地转身

　　4=能够从两侧向后看且重心转移良好

　　3=只能从一侧向后看，另一侧重心转移较差

　　2=只能向侧方转身但能够保持平衡

　　1=当转身时需要监护

　　0=需要帮助及避免失去平衡或跌倒

11. 转身一周

受试者体位：站立位

测试指令：请转一圈，暂停，然后向另一个方向转一圈

　　4=能够两个方向用 4 秒或更短的时间安全地转一圈

　　3=只能向一个方向用 4 秒或更短的时间安全地转一圈

　　2=能够安全地转一圈但用时超过 4 秒

　　1=转身时需要密切监护或言语提示

　　0=转身时需要帮助

12. 双足交替踏台阶

先在受试者前面放一个台阶或一只高度与台阶相当的小凳子

受试者体位：站立位

测试指令：请将左、右脚交替放到台阶 / 凳子上，直到每只脚都踏过 4 次台阶或凳子

4 = 能够独立而安全地站立且在 20 秒内完成 8 个动作

3 = 能够独立站立，但完成 8 个动作的时间超过 20 秒

2 = 在监护下不需要帮助能够完成 4 个动作

1 = 需要较小帮助能够完成 2 个或 2 个以上的动作

0 = 需要帮助以避免跌倒或不能尝试此项活动

13. 双足前后站立

受试者体位：站立位

测试指令：（示范给受试者）将一只脚放在另一只脚的正前方并尽量站稳。如果不行，就将一只放在另一只前面尽量远的地方，这样，前脚后跟就在后脚足趾之前

注：要得到 3 分，则步长要超过另一只脚的长度且双脚支撑的宽度应接近受试者正常的支撑宽度

4 = 能够独立地将一只脚放在另一只脚的正前方且保持 30 秒

3 = 能够独立地将一只脚放在另一只脚的前方且保持 30 秒

2 = 能够独立地将一只脚向前迈一小步且能够保持 30 秒

1 = 需要帮助才能向前迈步但能保持 15 秒

0 = 当迈步或站立时失去平衡

14. 单腿站立

受试者体位：站立位

测试指令：请单腿站立尽可能长的时间

4 = 能够独立抬起一条腿且保持 10 秒以上

3 = 能够独立抬起一条腿且保持 5~10 秒

2 = 能够独立抬起一条腿且保持 3~5 秒

1 = 经过努力能够抬起一条腿，保持时间不足 3 秒但能够保持站立平衡

0 = 不能够尝试此项活动或需要帮助以避免跌倒

4. 计时起立行走测试　计时起立行走（timed up and go，TUG）测试可以反映帕金森病患者的运动功能和平衡能力。评估时，患者从椅子上起立，然后向前走直线，再返回椅子并坐下。测试的距离可选择 3 米、5 米、7 米或 10 米，测试距离统一，具有可比性即可（图 2-2-5）。

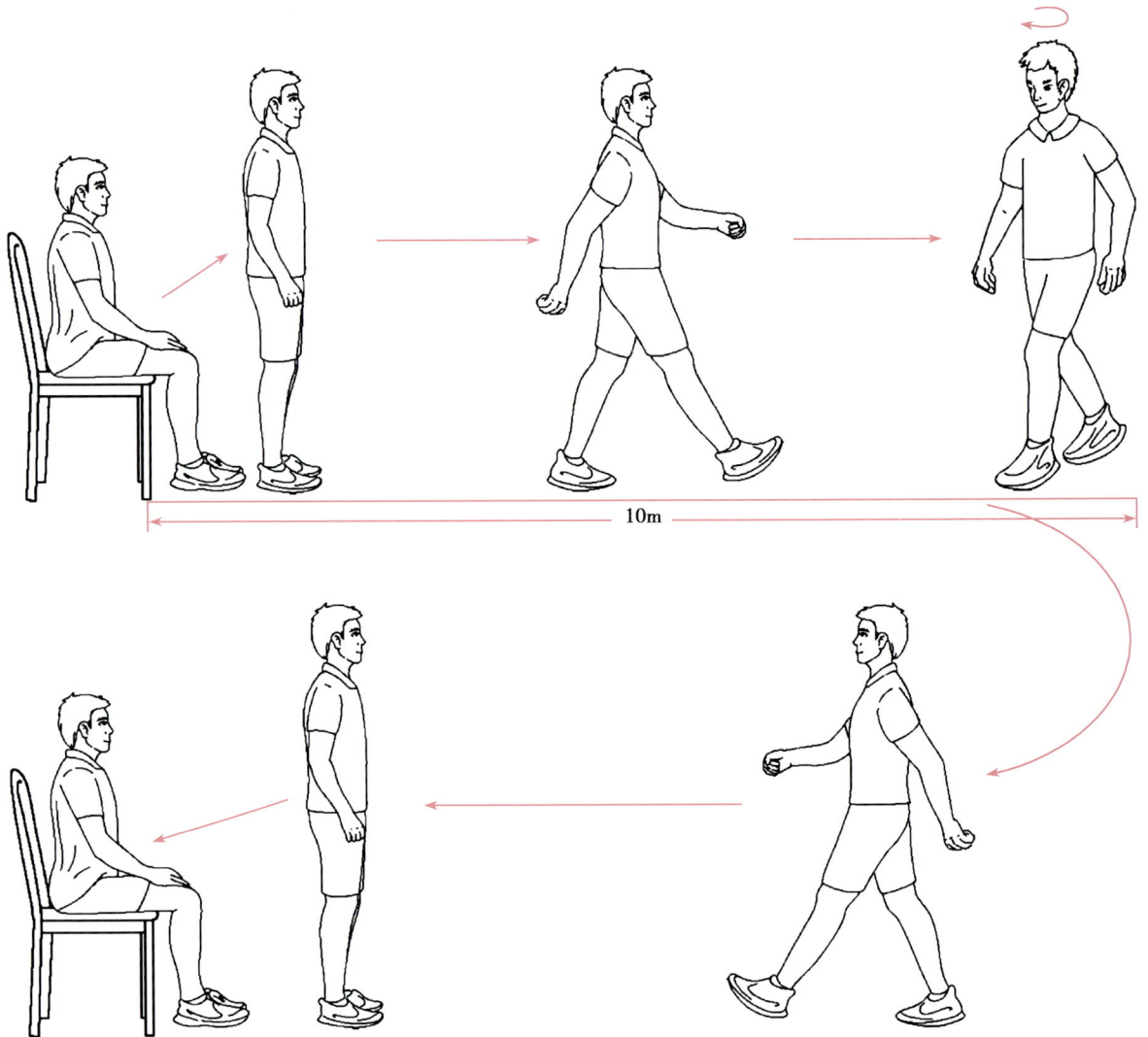

10m

图 2-2-5　计时起立行走测试

测试期间，患者不能使用任何支撑物或辅助设备。测试结果以时间为单位，记录患者完成整个测试所需的时间。通过比较患者在治疗前后的 TUG 时间，医生可以评估治疗效果。还可通过记录 TUG 测试过程中的步数、冻结步态发生的次数等来定量评价患者的步态情况以及治疗前后的效果。

（三）注意事项

帕金森病患者的步态及平衡会受到多种因素的影响，如患者的年龄、性别、身体状况、药物使用情况等。因此，在评估时需要考虑将这些因素进行综合分析。

第三节
非运动症状及生活质量评估

一、帕金森病非运动症状筛查

（一）目的

帕金森病除了运动症状外，还伴随着诸多非运动症状，如认知障碍、精神异常、感觉异常、自主神经功能障碍等。在疾病中后期非运动症状对于患者的影响日益增加，因此其可能会对手术效果产生影响，甚至成为手术的禁忌证，例如痴呆或者重度抑郁的患者，则不建议采用 DBS 手术治疗。此外，对非运动症状的评估亦可用于反映帕金森病的进展和治疗效果，提供更多关于患者病情的信息，有助于综合治疗决策。

（二）方法

非运动症状量表（Non-Motor Symptoms Scale，NMSS）多用于进行帕金森病非运动症状的筛查。该量表从 9 个方面衡量非运动症状的出现频率和严重程度，共由 30 个项目组成，适用于帕金森病各个阶段的患者（图 2-3-1、表 2-3-1）。

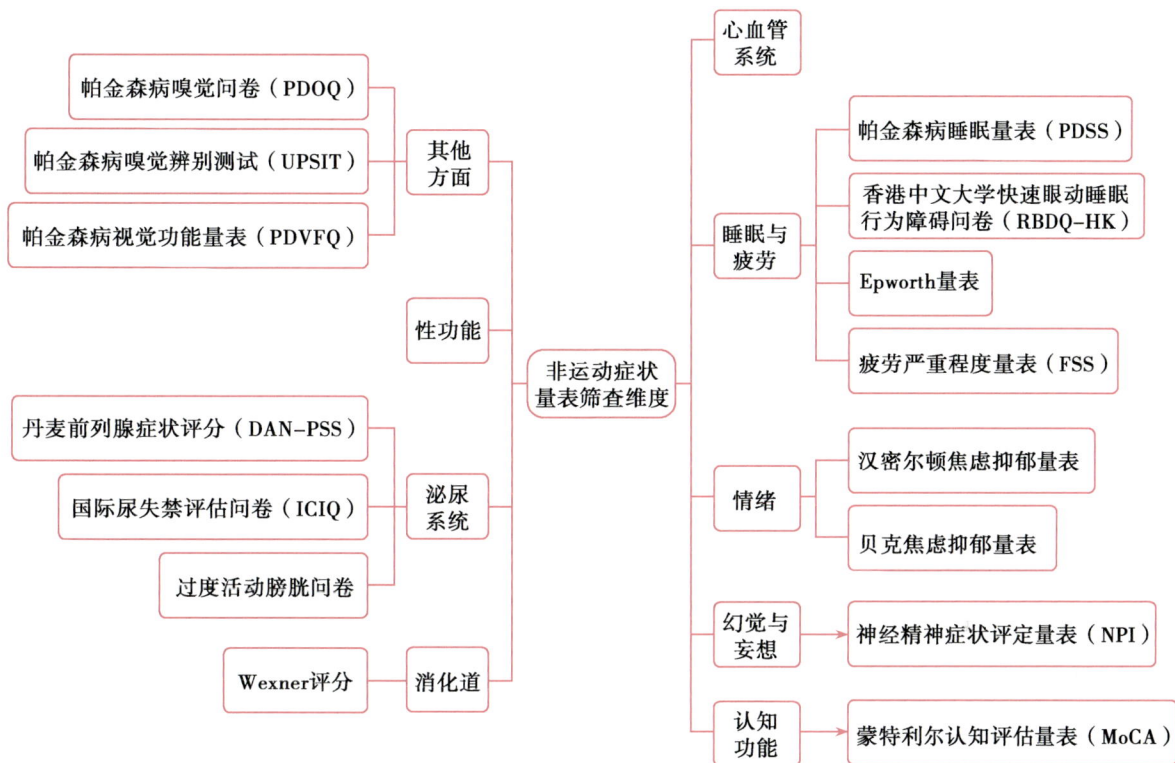

图 2-3-1　非运动症状量表（NMSS）筛查维度及各维度相关评估量表

表 2-3-1 非运动症状量表

项目	严重程度	频度	二者乘积
项目一：心血管系统（包括跌倒）			
1. 患者由坐或躺起立时是否曾感觉眼冒金星、头晕、虚弱？			
2. 患者是否曾因为晕厥或黑矇而跌倒过？			
项目二：睡眠 / 疲劳			
3. 患者是否在白日活动时无意识地打瞌睡或进入睡眠（如在开会、吃饭、看电视、阅读时）？			
4. 患者是否因疲乏或缺少活力（并非行为缓慢）而影响白天的活动？			
5. 患者入睡或保持睡眠状态是否有困难？			
6. 患者在坐着或躺着不活动时是否非常想活动一下双腿或有休息一下双腿的想法？			
项目三：情绪 / 认知			
7. 患者是否丧失了对周围事物的兴趣？			
8. 患者是否对做事情失去兴趣，或缺乏开始一项新活动的动力？			
9. 患者是否无明显原因地感觉紧张、焦虑或害怕？			
10. 患者是否看上去伤心低落？			
11. 患者是否情绪淡漠，缺乏正常的兴奋或低落（情绪起伏）？			
12. 患者是否在平时正常的活动中很难体会到乐趣或主诉自己缺乏兴趣？			

续表

项目	严重程度	频度	二者乘积
项目四：幻觉 / 妄想			
13. 患者是否承认他 / 她看到事实上不存在的东西？			
14. 患者是否坚信一些你知道并不属实的事情发生（如伤害、被抢劫、别人对他不忠）？			
15. 患者是否有复视？			
项目五：注意力 / 记忆力			
16. 患者在活动时是否难以集中精力（如阅读或开会时）？			
17. 患者是否会忘记做一些事情（如吃药或关掉家用电器开关）？			
18. 患者是否对正在发生的事情无意识或神情恍惚（不包括患者处于思睡或睡眠状态）？			
项目六：消化道			
19. 患者白天是否流口水？			
20. 患者是否有吞咽困难？			
21. 患者是否受便秘困扰（大便次数少于每周 3 次）？			
项目七：泌尿系统			
22. 患者是否难以憋尿（尿急）？			
23. 患者排尿间隙是否小于两小时（尿频）？			
24. 患者夜间是否经常如厕排尿（夜尿增多）？			

续表

项目	严重程度	频度	二者乘积
项目八：性功能			
25. 患者对性的兴趣是否有改变？			
26. 患者在性生活时是否有困难？			
项目九：其他方面			
27. 患者是否在遭受无法由其他疾病所能解释的疼痛（疼痛是否与服用药物有关或可用抗帕金森药物缓解）？			
28. 患者是否诉说过有味觉或嗅觉的变化？			
29. 患者是否有与饮食无关的体重变化？			
30. 患者是否出汗过多？			
总分数			

评分标准：

严重程度：0=无此症状；1=轻度：出现症状但给患者带来轻微的痛苦和烦恼；2=中度：症状带来较多烦恼和生活障碍；3=重度：症状成为患者烦恼和痛苦的主要原因。

频度：1=罕见（每周少于一次）；2=经常（每周一次）；3=频繁（每周多次）；4=非常频繁（每天）。

（三）注意事项

NMSS 评定的时间区间为过去 1 个月内，在询问过程中需向患者明确上述要求。

二、精神心理评估

（一）目的

抑郁、焦虑、淡漠等精神情绪异常是帕金森病患者常见的非运动症状，如果患者存在精神心理问题，可能会对手术效果产生负面影响。研究显示，DBS 可能增加自杀的风险，重度抑郁的帕金森病患者不建议采用传统靶点的 DBS 来治疗。对患者进行精神心理症状的评估，可以为医生提供更多关于患者病情的信息，从而更好地指导手术和治疗。

（二）方法

焦虑与抑郁的评估常用汉密尔顿焦虑量表（他评量表）、汉密尔顿抑郁量表（他评量表）、贝克焦虑量表（自评量表）、贝克抑郁量表（自评量表），见附表 1~ 附表 4。

（三）注意事项

1. 他评量表的关键是需要专业的神经心理评估人员进行，能够在交谈中了解患者的精神心理状况，进行评价。

2. 自评量表的关键是患者根据所给出的问题进行自我评价，评估人员可以从旁协助，但是尽量让患者自行完成。

三、认知状况评估

（一）目的

认知障碍是帕金森病最常见的非运动症状之一，严重影响患者生活质量。存在显著认知障碍的患者在术后可能存在认知功能下降、精神症状、术后早期谵妄等情况，严重影响手术疗效。因此在术前进行认知功能评估，可以帮助医生判断患者的认知情况是否适合进行 DBS 手术，以及预测术后可能出现的不良反应。同时，认知评估结果可以为手术靶点的确定提供参考，以更好地保证 DBS 手术的效果。

（二）方法

1. 可采用蒙特利尔认知评估量表（Montreal Cognitive Assessment，MoCA）（附表 5）。
2. 不同认知域可参考使用的细分量表见图 2-3-2。

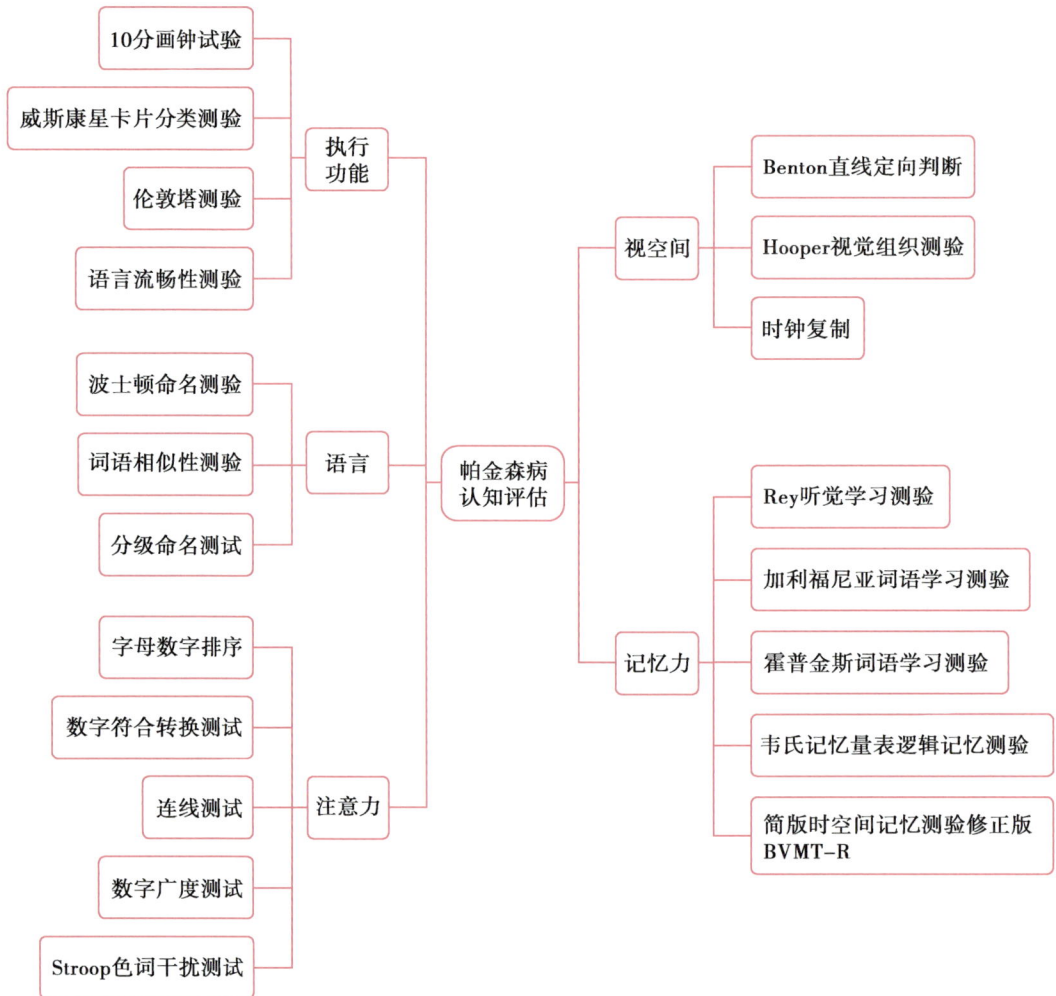

图 2-3-2　适用于帕金森病认知障碍不同认知域评估的量表

（三）注意事项

蒙特利尔认知评估量表作为神经心理评定量表，对于评分要求较高，需要专业的神经心理评估人员来操作，评估需要在安静、无打扰的环境中进行，严格按照指导语进行评估，不增加其他的解释或者示范，避免影响量表的信度和效度。

四、睡眠状况评估

（一）目的

睡眠障碍是帕金森病患者常见的非运动症状之一，可能会影响帕金森病患者的日常生活质量，因此对睡眠状况进行评估也有助于医生全面了解患者的病情和生活质量，为患者提供更全面的治疗建议。此外，严重的睡眠障碍可能会导致大脑皮质的兴奋性增加，进而干扰 DBS 参数调整和疗效评估。因此，对睡眠状况进行评估，有助于医生了解患者的睡眠质量、睡眠结构和睡眠行为等方面的情况，从而更好地制订手术方案和调整 DBS 参数，亦可指导合适的药物治疗、行为疗法或其他干预措施以提高患者生活质量。

（二）方法

帕金森病患者的睡眠障碍包括了入睡困难、早醒、片段睡眠、快速眼动睡眠期行为障碍、白日嗜睡等情况。以下选择了三个量表分别对患者睡眠的总体质量、白日嗜睡情况和快速眼动睡眠期行为障碍问题进行评价，都属于自评量表，由患者自行完成。

1. 帕金森病睡眠量表（Parkinson's Disease Sleep Scale，PDSS）　请根据最近一周的睡眠情况回答下述问题，在适当的分数上画圈圈（表 2-3-2）。

共 15 项问题，得分介于 0~10 分，总共 150 分，由患者根据自身情况评分。≤90 分为睡眠障碍，91~104 分为可能睡眠障碍，≥105 分为正常，单项得分 <5 分认为存在严重睡眠障碍。

表 2-3-2 帕金森病睡眠量表

问题	分数
1. 总体的夜间睡眠质量如何？	很差————————————————非常好 0 1 2 3 4 5 6 7 8 9 10
2. 是否每晚都有入睡困难？	经常————————————————从不 0 1 2 3 4 5 6 7 8 9 10
3. 有无保持睡眠困难？	经常————————————————从不 0 1 2 3 4 5 6 7 8 9 10
4. 是否在夜间发生肢体不安或片段睡眠？	经常————————————————从不 0 1 2 3 4 5 6 7 8 9 10
5. 是否在床上坐卧不安？	经常————————————————从不 0 1 2 3 4 5 6 7 8 9 10
6. 是否在夜间遭受梦境困扰？	经常————————————————从不 0 1 2 3 4 5 6 7 8 9 10
7. 是否在夜间遭受视幻觉或听幻觉的痛苦？	经常————————————————从不 0 1 2 3 4 5 6 7 8 9 10
8. 是否在夜间起床排尿？	经常————————————————从不 0 1 2 3 4 5 6 7 8 9 10

续表

问题	分数
9. 是否出现过由于不能行动而导致尿失禁？	经常———————————————从不 0　1　2　3　4　5　6　7　8　9　10
10. 是否在夜间醒来时肢体有麻木感或针刺感？	经常———————————————从不 0　1　2　3　4　5　6　7　8　9　10
11. 是否在夜间睡眠时出现上肢或下肢的肌肉痛性痉挛？	经常———————————————从不 0　1　2　3　4　5　6　7　8　9　10
12. 是否出现清晨早醒并伴有上肢或下肢疼痛？	经常———————————————从不 0　1　2　3　4　5　6　7　8　9　10
13. 是否在睡醒时发生震颤？	经常———————————————从不 0　1　2　3　4　5　6　7　8　9　10
14. 是否在早晨醒来感觉困倦欲睡？	经常———————————————从不 0　1　2　3　4　5　6　7　8　9　10
15. 是否出现日间打盹？	经常———————————————从不 0　1　2　3　4　5　6　7　8　9　10

2. 香港中文大学快速眼动睡眠行为障碍量表（Rapid Eye Movement Sleep Behavior Disorder Questionnaire–Hong Kong，RBDQ–HK） 快速眼动（rapid eye movement，REM）睡眠行为障碍是一种异态睡眠，其特征是在 REM 睡眠期间出现肌张力失弛缓及梦境演绎行为。常伴有活动性的梦境，患者可能会出现打拳、踢腿、突然坐起或行走等行为。RBDQ–HK 包括 13 个问题，涵盖了与 REM 睡眠行为障碍相关的不同方面，如行为表现、频率、严重程度等。患者需要根据自己的经历和感受，回答这些问题。根据患者的回答，可以得出总分，用于评估 REM 睡眠行为障碍的严重程度，总得分≥18 分为 RBD 筛查阳性（表 2–3–3）。

表 2–3–3　RBDQ–HK 量表

问卷填写人：□患者本人　　　□同床者　　　□患者其他亲属
睡 眠 环 境：□单独睡　　　□与同床者睡　　　□与人同一房间但分床睡
请根据以往睡眠情况回答以下问题

0　您是否曾经被告知或怀疑自己在睡眠中表现出梦境相关的行为（如挥手、踢腿、做出跑步的动作等）？

　　□0=否　　　□1=是

1　您睡觉时会不会经常做梦？

　　□0=没有 / 不会　　　□1=有 / 会　　　□0=不知道 / 不记得

1.1　最近一年有这样的情况吗？

　　□0=没有　　　□1=一年一次或几次　　　□2=每个月一次或几次　　　□3=每星期 1~2 次
　　□4=每星期 3 次或以上

2　您睡觉时会不会经常做噩梦？

　　□0=没有 / 不会　　　□1=有 / 会　　　□0=不知道 / 不记得

2.1　最近一年有这样的情况吗？

　　□0=没有　　　□1=一年一次或几次　　　□2=每个月一次或几次　　　□3=每星期 1~2 次
　　□4=每星期 3 次或以上

续表

3　您的梦境会不会是一些令你忧伤难过的情景？

□ 0=没有 / 不会　　□ 1=有 / 会　　□ 0=不知道 / 不记得

3.1　最近一年有这样的情况吗？

□ 0=没有　　□ 1=一年一次或几次　　□ 2=每个月一次或几次　　□ 3=每星期 1~2 次
□ 4=每星期 3 次或以上

4　您的梦境会不会是一些令你激动愤怒的情景（例如和人争执、打斗）？

□ 0=没有 / 不会　　□ 1=有 / 会　　□ 0=不知道 / 不记得

4.1　最近一年有这样的情况吗？

□ 0=没有　　□ 1=一年一次或几次　　□ 2=每个月一次或几次　　□ 3=每星期 1~2 次
□ 4=每星期 3 次或以上

5　您的梦境会不会是一些令你害怕、惊恐的情景（例如被人追逐，见到鬼怪）？

□ 0=没有 / 不会　　□ 1=有 / 会　　□ 0=不知道 / 不记得

5.1　最近一年有这样的情况吗？

□ 0=没有　　□ 1=一年一次或几次　　□ 2=每个月一次或几次　　□ 3=每星期 1~2 次
□ 4=每星期 3 次或以上

6　您有没有说梦话的情况？

□ 0=没有 / 不会　　□ 2=有 / 会　　□ 0=不知道 / 不记得

6.1　最近一年有这样的情况吗？

□ 0=没有　　□ 2=一年一次或几次　　□ 4=每个月一次或几次　　□ 6=每星期 1~2 次
□ 8=每星期 3 次或以上

续表

7　当您做梦 / 做噩梦时，会否跟随梦境呼叫、尖叫或叫骂？

　　□ 0=没有 / 不会　　□ 2=有 / 会　　□ 0=不知道 / 不记得

7.1　最近一年有这样的情况吗？

　　　□ 0=没有　　□ 2=一年一次或几次　　□ 4=每个月一次或几次　　□ 6=每星期 1~2 次
　　　□ 8=每星期 3 次或以上

8　当您做梦 / 做噩梦时，会否跟随梦境动手动脚？

　　□ 0=没有 / 不会　　□ 2=有 / 会　　□ 0=不知道 / 不记得

8.1　最近一年有这样的情况吗？

　　　□ 0=没有　　□ 2=一年一次或几次　　□ 4=每个月一次或几次　　□ 6=每星期 1~2 次
　　　□ 8=每星期 3 次或以上

9　您有没有曾经出现过在睡觉时掉下来？

　　□ 0=没有 / 不会　　□ 2=有 / 会　　□ 0=不知道 / 不记得

9.1　最近一年有这样的情况吗？

　　　□ 0=没有　　□ 2=一年一次或几次　　□ 4=每个月一次或几次　　□ 6=每星期 1~2 次
　　　□ 8=每星期 3 次或以上

10　有没有曾经出现过在睡觉时弄伤自己，或者弄伤身边其他人的情况？

　　□ 0=没有 / 不会　　□ 2=有 / 会　　□ 0=不知道 / 不记得

10.1　最近一年有这样的情况吗？

　　　□ 0=没有　　□ 2=一年一次或几次　　□ 4=每个月一次或几次　　□ 6=每星期 1~2 次
　　　□ 8=每星期 3 次或以上

续表

11　有没有曾经出现过在睡觉时企图或者有机会弄伤自己，或者弄伤身边其他人的情况？

　　□ 0=没有 / 不会　　□ 2=有 / 会　　□ 0=不知道 / 不记得

11.1　最近一年有这样的情况吗？

　　□ 0=没有　　□ 2=一年一次或几次　　□ 4=每个月一次或几次　　□ 6=每星期 1~2 次
　　□ 8=每星期 3 次或以上

12　以上 10 或 11 的情况是否经常与做梦有关？

　　□ 0=没有 / 不会　　□ 2=有 / 会　　□ 0=不知道 / 不记得

12.1　最近一年有这样的情况吗？

　　□ 0=没有　　□ 2=一年一次或几次　　□ 4=每个月一次或几次　　□ 6=每星期 1~2 次
　　□ 8=每星期 3 次或以上

13　以上这些情况会影响您的睡眠吗？

　　□ 0=没有 / 不会　　□ 1=有 / 会　　□ 0=不知道 / 不记得

13.1　最近一年有这样的情况吗？

　　□ 0=没有　　□ 1=一年一次或几次　　□ 2=每个月一次或几次　　□ 3=每星期 1~2 次
　　□ 4=每星期 3 次或以上

附加问题：

1　患者夜间有无打鼾甚至憋醒的情况？　□ 0=否　　□ 1=是

2　患者睡眠过程中有无出现看似呼吸暂停的情况？　□ 0=否　　□ 1=是

3　现在或曾经当您坐着或躺下的时候，是否有过反复出现或强烈的愿望要动动自己的腿？
　　□ 0=否　　□ 1=是

4　目前您是否服用精神类药物（如抗抑郁、抗焦虑药物）？

　　□ 0=否　　□ 1=是，请写出服用药物名称_____，以及服用时间_____。

3. Epworth 量表 该量表为自评量表，指导语如下：下列情况下您打瞌睡（不仅仅是感到疲倦）的可能如何？这是指你最近几个月的通常生活情况。假如你最近没有做过其中的某些事情，请试着填上它们可能会给你带来多大的影响。给下列每种情况选出最适当的数字，从每行中选一个最符合你情况的数字。

共 8 个问题，总分 >6 分，为瞌睡；总分 >10 分，为非常瞌睡；总分 >16 分，为有危险性的瞌睡（表 2-3-4）。

表 2-3-4 Epworth 量表

打瞌睡的可能： 0=从不打瞌睡；1=轻度打瞌睡；2=中度打瞌睡；3=严重打瞌睡	
坐着阅读书刊	0　1　2　3
看电视	0　1　2　3
在公共场合坐着不动（如剧院或开会）	0　1　2　3
作为乘客乘坐汽车超过 1 小时，中间不休息	0　1　2　3
环境许可，在下午躺下休息	0　1　2　3
坐下与人谈话	0　1　2　3
午餐未喝酒，餐后安静地坐着	0　1　2　3
遇堵车时停车数分钟	0　1　2　3
总分_____	

（三）注意事项

对于患者的睡眠情况评估，考虑到患者有时不自知，应尽量同时采访家属以确认夜间情况。

五、生活质量评估

（一）目的

手术治疗的核心目标是改善患者的生活质量。如果术前评估中患者服药前后生活质量都受损严重，则预示着手术可能并不能带来理想的改善效果，因此，对于患者生活质量和日常生活能力的评估是非常重要的，有助于医生判断患者的病情是否符合 DBS 手术的适应证，以及预测患者术后生活质量的改善情况。

（二）方法

通常采用日常生活活动能力（activity of daily living，ADL）评估量表来评估患者的生活自理能力（表 2-3-5），采用帕金森病生活质量问卷（Parkinson's Disease Questionnaire-39 items，PDQ-39）来全面了解患者的生活质量状况，从而判断其病情严重程度、疾病对日常生活的影响程度。通过评估服药前后患者日常生活活动能力的改变来预测患者术后生活质量的改善情况。

1. 日常生活活动能力评估量表（ADL）　日常生活能力评定常用 Barthel 指数来评价，通过患者对多个日常生活功能的自理完成情况来判定患者的生活能力。

表 2-3-5　日常生活活动能力评估量表

进食

　　0=较大或者完全依赖

　　5=需部分帮助（切面包、抹黄油、夹菜、盛饭）

　　10=全面自理（能主动进食全部食物，但不包括取饭、做饭）

洗澡

　　0=依赖他人

　　5=自理（无指导能进出浴室并自理洗澡）

修饰

　　0=需要帮忙

　　5=自理（洗脸、梳头、刷牙、剃须）

穿衣

　　0=依赖他人

　　5=需一半帮助

　　10=自理（自己系/解扣子、开关拉锁和穿鞋）

控制大便

　　0=失禁或昏迷

　　5=偶有失禁（每周<1次）

　　10=控制

控制小便

　　0=失禁或昏迷或需由他人导尿

　　5=偶有失禁（每24小时<1次）

　　10=控制

续表

上厕所

0=依赖他人

5=需部分帮助

10=自理（去和离开厕所、使用厕纸、穿脱裤子）

床椅转移

0=完全依赖他人，无坐位平衡

5=需大量帮助（1~2 人，身体帮助），能坐

10=需少量帮助（言语或者身体帮助）

15=自理

行走

0=不能行走

5=在轮椅上能独立行动

10=需 1 人帮助步行（言语或身体帮助）

15=独立步行（可用辅助器，在家及附近）

上下楼梯

0=不能

5=需帮助（言语、身体、手杖帮助）

10=独立上下楼梯

2. 帕金森病生活质量量表　帕金森病生活质量量表（PDQ-39）是由 39 项（8 个维度）组成，反映的是患者过去 1 个月内的情况，见表 2-3-6。评分等级为 0~4 分，0 分 = 从不；1 分 = 偶尔；2 分 = 有时；3 分 = 经常；4 分 = 始终是或根本无法做。

表 2-3-6 帕金森病生活质量量表

项目	0	1	2	3	4
做从前喜欢的消遣活动时有困难					
做家务工作时有困难（如做饭）					
购物后携带所购物品时有困难					
步行 800 米有困难					
步行 90 米有困难					
在家中自由走动有困难					
在公共场所内走动有困难					
外出时需要别人陪伴					
在公共场所内很怕或很担心跌倒					
留在家中的时间比自己希望的长					
替自己洗澡有困难					
替自己穿衣服有困难					
替自己扣纽扣、系鞋带有困难					
书写清楚有困难					
用刀切割食物有困难					
拿起水杯保持水不洒出有困难					
感到抑郁					
感到孤单和被隔离					
感觉想哭或流泪					
感到愤怒或苦涩					

续表

项目	0	1	2	3	4
感到焦虑					
为自己的将来感到忧虑					
不让别人知道自己有帕金森病					
尽量避免在公众场合饮食					
因自己患有帕金森病在公众场合会感到尴尬					
为别人对自己患病所作出的反应感到担心					
亲密的人际关系因患病而出现问题					
缺乏配偶或伴侣给予的支持（如果没有配偶，请在此项目画 NA）					
缺乏家庭或挚友给予的支持					
日间无故地睡着					
集中精神时有困难（如在阅读或观看电视）					
觉得自己记忆力很差					
有做噩梦或出现幻觉的情况					
说话时有困难					
觉得自己不能与别人正常地沟通					
觉得被别人忽视					
肌肉有痛性抽筋					
关节或身体部分觉得疼痛					
对外界环境的冷或热感到很不舒服（例如：进出开着空调的房间）					

（三）注意事项

1. 帕金森病生活质量量表反映的是患者 1 个月来的一般状况，当患者存在运动波动，开关期的生活状况不同时，则以患者大多数时间的情况为准。

2. 日常生活能力评定可进行开期和关期不同状态的评价，可在进行左旋多巴负荷试验过程中进行相应的评价。

03

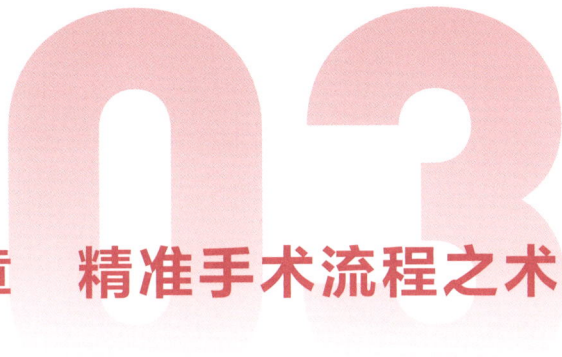

第三章　精准手术流程之术前准备

第三章　精准手术流程之术前准备

第一节
制订手术计划

一、目的

使用计算机辅助定位脑深部电刺激（DBS）手术以来，手术计划可以在手术前，根据患者头颅磁共振数据进行个体化、特异性的手术靶点的预计划。通常在术前数天先行头颅 MRI 扫描。术前进行手术计划设计可以有效缩短患者手术当天自安装头架扫描核磁、再进行手术的时长，避免患者等待过程中可能出现的焦虑情绪及头钉处局麻药物代谢失效，同时可以给术者团队留取充分的时间商讨选择合适的靶点，并规划合理的手术路径。

二、方法

（一）靶点选择

目前常用于治疗帕金森病的 DBS 治疗靶点包括丘脑底核（subthalamic nucleus，STN）和苍白球内侧部（internal globus pallidus，GPi）。这两个靶点均能有效改善帕金森病患者的运动症状。表 3-1-1 总结了 STN 和 GPi 的主要优缺点。其他靶点，如：丘脑腹中间核（ventral intermediate nucleus，Vim）主要适用于以震颤症状为主的患者；脑桥核（pontine nucleus，PPN）可能改善 PD 患者的冻结步态、姿势平衡障碍等中轴症状；近来的研究提示尾侧未定带（cZi）/ 丘脑底区后部（PSA）对震颤控制效果显著。

表 3-1-1　帕金森病患者 DBS 疗法中选择 STN 和 GPi 作为靶点的优势和劣势

靶点	优势	劣势
STN	能通过 3T 磁共振可靠识别解剖边界，直接定位靶点 对运动症状的改善更明显 术后药物减量更多	周围的重要解剖结构更多，对精准定位及植入要求更高 比 GPi 体积小 编程更复杂 存在神经认知功能损伤的风险 造成发声受损的风险 通常需要双侧植入才能达到临床疗效
GPi	周围的重要解剖结构较少 体积更大，编程比 STN 简单 对调整药物仍难以控制的异动症有改善效果 可能对认知功能的影响较 STN 小，更适合年老体弱的患者	影像上核团解剖边界不如 STN 清晰，通常依靠视束和经典坐标数值间接定位 药物减量不如 STN 明显 部分术者不熟悉该靶点

（二）靶点定位

1. 丘脑底核（STN）

（1）影像引导直接定位：由于铁含量较高，STN 在 3T 磁共振的 T_2WI 或 SWI 序列上边界显影清晰。多个研究证实影像引导直接定位靶点是可靠的。

（2）经典坐标定位：前连合–后连合坐标系是经典的功能神经外科立体定向坐标系，以前连合–后连合中线作为原点，前连合–后连合所在的水平面作为基准面（图 3–1–1）。STN 靶点在原点旁开 11~13mm，原点后方 1~3mm，基准面下 4~6mm。

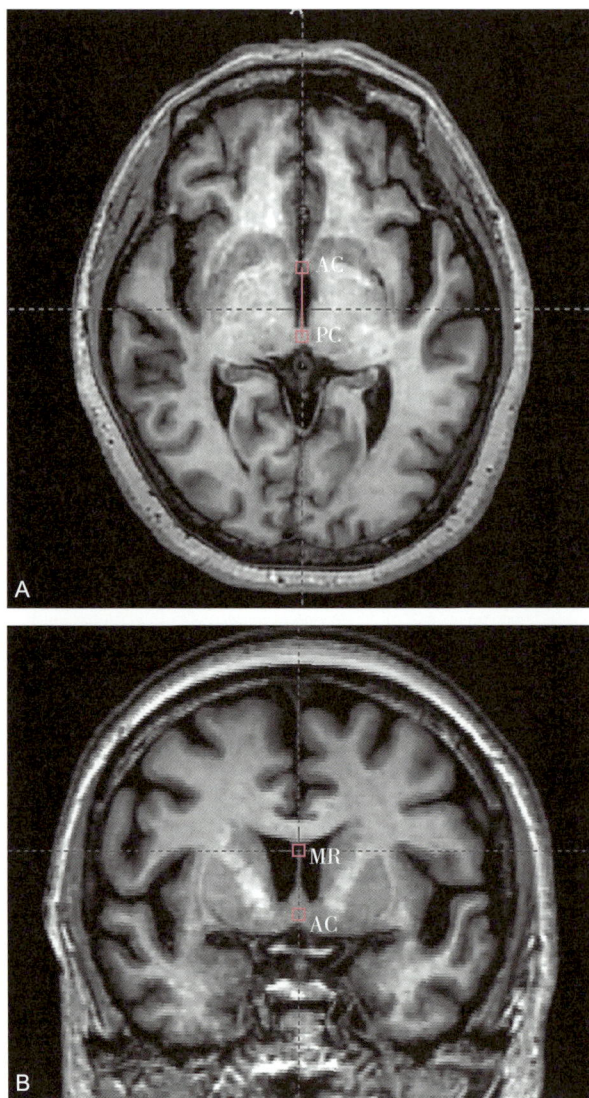

图 3-1-1　建立经典坐标系

A. 在轴位上确定前连合、后连合；B. 在冠状位上确定中轴点（本例以透明隔确定中轴点）。

（3）红核辅助定位：有研究提出以红核作为 STN 靶点定位的参考。STN 靶点位于红核最大层面，与红核的前界一致，位于红核外侧约 3mm 处（图 3-1-2）。

2. 苍白球内侧部（GPi）

（1）影像引导直接定位：GPi 腹后区是 DBS 疗法的主要刺激区域。在磁共振 T_1WI 或 T_2WI 序列上，该区域位于视束上方，在内髓板和苍白球外侧部（GPe）的内侧。近来有部分学者采用快速灰质采集 T_1WI 反转恢复（FGATIR）序列更好地显示 GPi 核团边界（图 3-1-3）。

（2）经典坐标定位：GPi 经典靶点坐标为前连合-后连合中点旁开 17~22mm，中点前方 1~3mm，基准面下 3~7mm。

（三）手术计划

1. 术前影像准备　无论是立体定向头架还是机器人骨钉，均能导致 MRI 扫描过程中磁场不均一，引起 MRI 图像的畸变。MRI-CT 融合技术将术前采集的无框架颅脑 MRI 影像与手术当天安装立体定向头架或骨钉后采集的颅脑 CT 影像进行融合，巧妙地避免了框架所致的 MRI 影像畸变和 CT 影像难以分辨核团的劣势，是目前立体定向神经外科的主流核心技术。MRI 扫描常在术前几天进行。建议扫描的序列：3D T_1WI 序列（1mm 层厚，无间距）；T_2WI 序列（2mm 层厚，无间距，轴位，冠位）。有条件的中心可以增加一些辅助序列，如磁敏感加权成像（SWI）、增强 T_1WI、磁共振血管成像（MRA）、定量磁化率成像（QSM）、弥散张量成像（DTI）等。

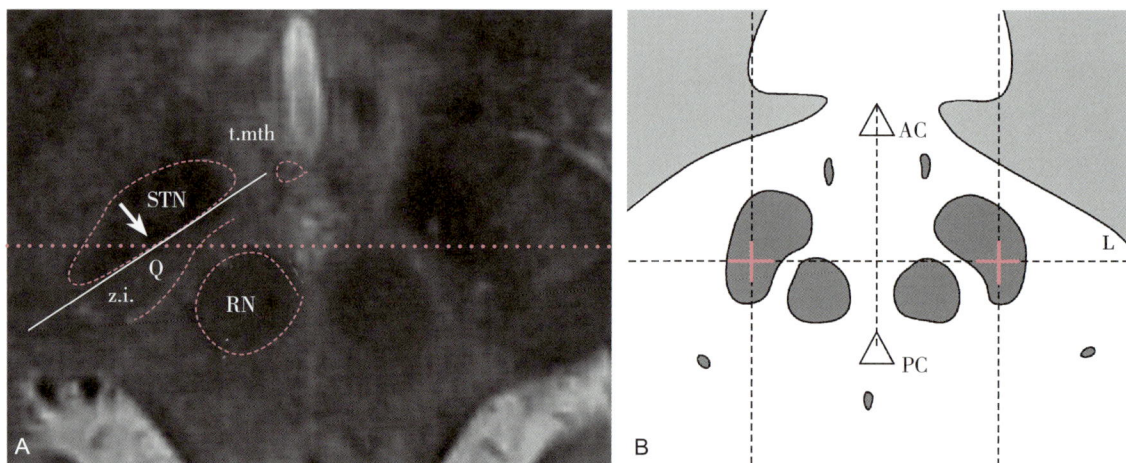

图 3-1-2 红核辅助定位 STN

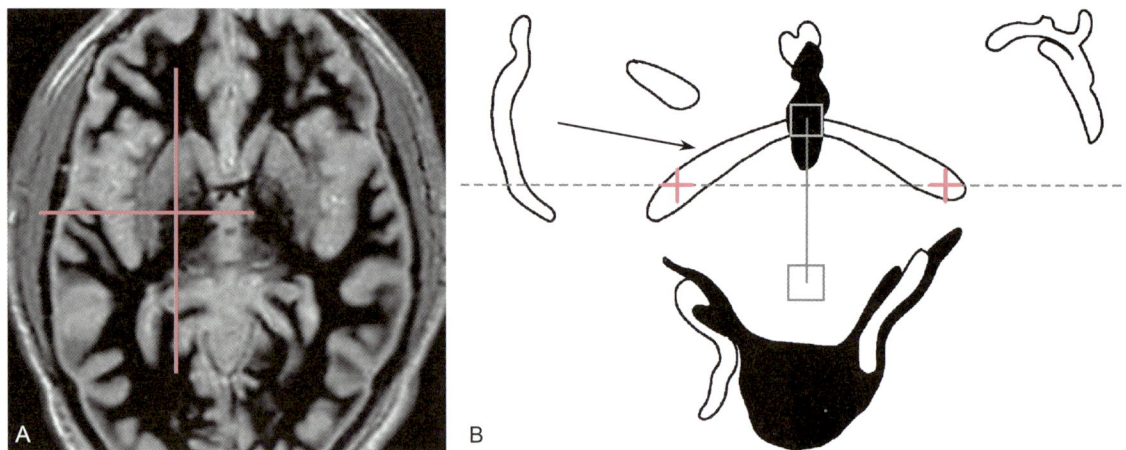

图 3-1-3 采用 FGATIR 序列设计 GPi 靶点及视束定位

A. MRI 图像，采用 FGATIR 序列设计 GPi，十字是靶点位置；B. GPi 视束定位，+ 是靶点，在视束上方（箭头）。

2. 靶点设计及路径规划　下面以 LeksellSurgiPlan 软件操作为例，介绍手术计划靶点设计。

（1）建立经典坐标系：将影像数据导入计划系统后，在 T_1 轴位上确定前连合（AC）、后连合（PC），在冠位上确定中轴点（MR），建立经典的前连合–后连合坐标系（图 3–1–3）。

（2）多图像融合：以 T_1WI 作为基准影像，将 T_2WI、SWI 等其他影像与 T_1WI 配准融合，以颅骨、眼球晶状体、内眦、外眦、侧脑室、第三脑室、脑沟及各个脑池的轮廓验证图像配准的精准度（图 3–1–4）。

（3）设计靶点：根据上述多种方法联合设计靶点。如 STN 主要在 T_2WI 轴位上进行靶点定位，定位完成后可在 SWI 上进一步验证靶点；GPi 通常在 T_1WI 冠位上进行靶点定位，在 T_1WI 轴位及 FGATIR、T_2WI 上进一步验证靶点。

（4）路径规划：路径规划遵循传统的"前外–后内"方向进行设计。通常选择额中回运动区前的脑回作为入颅点。路径向深面穿行过程中应避免穿入脑沟、脑室及内囊（图 3–1–5）。有文献指出，当路径与侧脑室的最小距离 <4mm 时，术中植入电极时误入侧脑室的风险升高。因此，规划路径时建议适当增大侧旁角（arc）的角度。通常以 STN 为靶点的路径角度：弧弓角度（arc）为 70°~75°（右侧为例），圆环角度（ring）为 55°~63°；以 GPi 为靶点的路径角度 arc 为 75°~80°（右侧为例），ring 为 60°~70°。此外，应结合影像上每个患者的靶标核团形态适当调整路径规划，使核团内的有效路径长度尽可能更长。

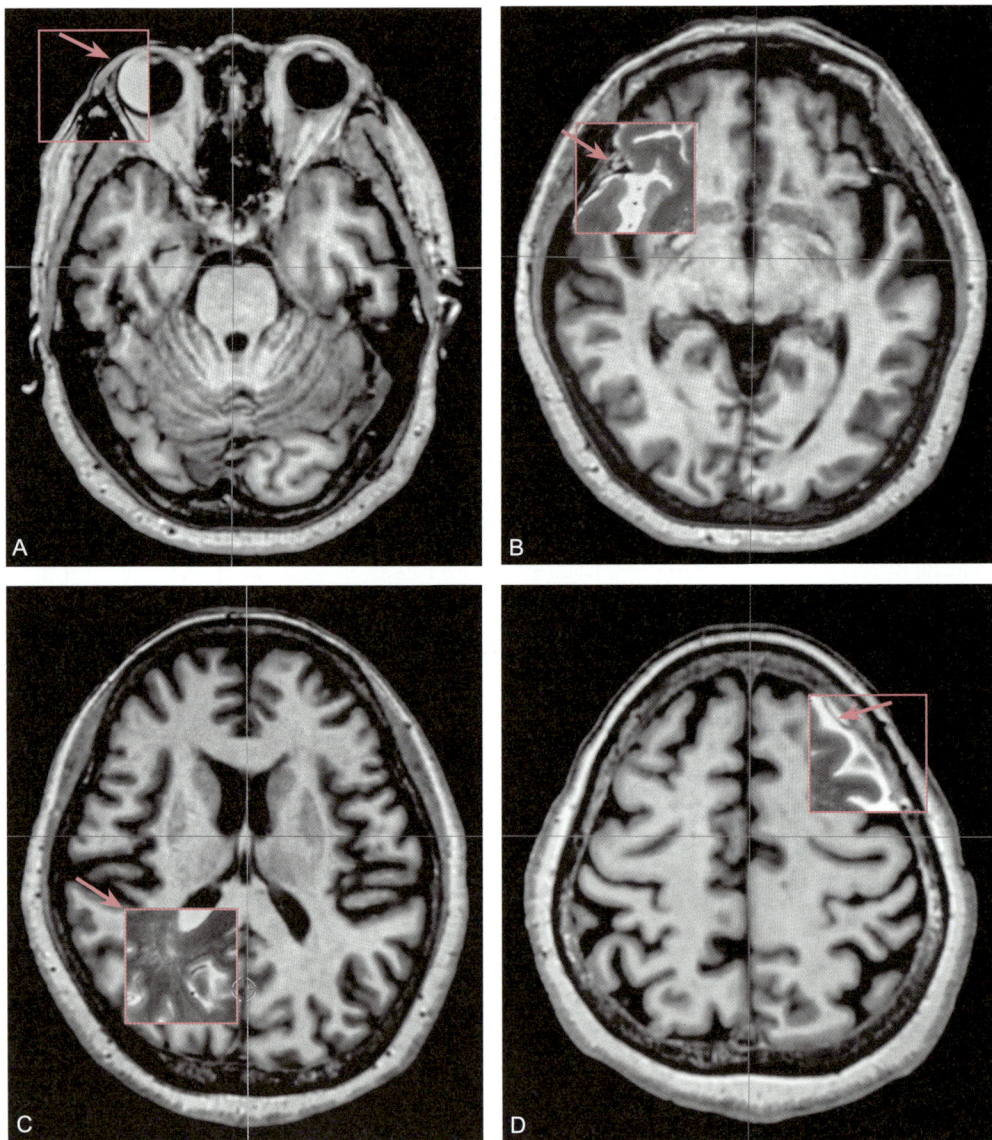

图 3-1-4   多图像融合

以眼球（A）、侧裂（B）、脑室（C）、脑回（D）的轮廓验证图像配准是否准确，箭头是局部配准。

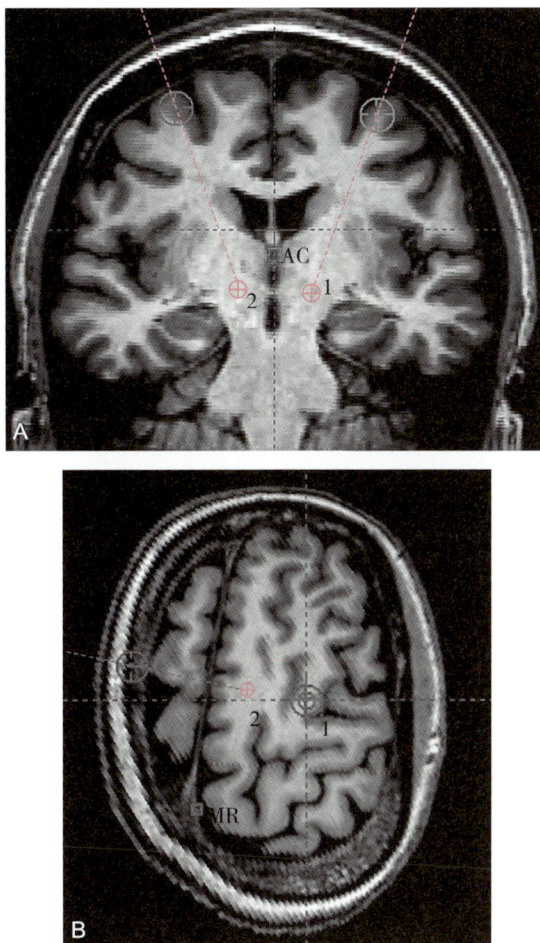

图 3-1-5　路径规划避开侧脑室、脑沟

A. 避开侧脑室；B. 避开脑沟。

三、注意事项

1. 在进行以 STN 作为靶点的手术计划时，尽管 STN 核团在 SWI 序列上轮廓清晰，但因铁沉积能对磁敏感成像产生干扰，局部成像有漂移畸变的可能，不建议单独使用 SWI 序列设计 STN 靶点。

2. 穿刺轨迹需要能够避开皮质的动静脉、脑室、脑室和丘脑周围的静脉。皮层入点尽可能选择比较饱满的皮层区域，硬膜下间隙过大，可能影响电极的准确植入。

ER3-1-1
制订手术计划

第二节
安装定向仪头架

一、目的

目前应用于 DBS 手术的立体定向头架系统主要有 Leksell 和 CRW 两大系列，均是直角坐标系统与球坐标系统相结合的混合系统。（使用立体定向方法进行 DBS 手术时，直角坐标系即头部基座的安装就很有必要）在手术当日，需要在患者头部安装基座头架。安装好定位头架是精准完成 DBS 手术的基础。绝大部分帕金森病患者通常在清醒的状态下，在局部浸润麻醉下安装立体定向头架。

二、方法

1. 患者准备　患者在安装定位头架前应做到大小便排空、情绪稳定，视患者运动症状的严重程度，必要时于安装头架前服用抗帕金森药控制症状。对于部分有精神症状的患者，安装头架前应设计好服药或停药时间节点，或适当使用镇静类药物，避免安装头架时出现症状爆发、无法配合等情况。建议采用端坐位为患者安装定位头架。

2. 物品准备

（1）立体定向头架。

（2）长度合适的头钉（灭菌）。

（3）马克笔。

（4）尺子（建议为带有量角器的骨科用尺）。

（5）10mL（或 20mL）注射器配 1mL 注射器的针头。

（6）盐酸利多卡因注射液（10mL：0.2g）1 支，以 0.9%NaCl 溶液稀释至 20mL。

（7）碘伏消毒液，无菌棉签数支。

3. 安装定位头架

（1）患者安静端坐，用马克笔在头皮上标定正中矢状线，范围从眉间至后枕部发际处。

（2）从患者两侧面分别标定眦耳线。借助眦耳线标定姚氏线（外眦上方 20mm 与外耳门上 35mm 之点的连线，图 3-2-1）或张氏线（与眦耳线成 12° 夹角、外耳门中点上 48mm 的水平线，图 3-2-2）。姚氏线和张氏线均是前联合和后联合连线（AC-PC 线）的拟合平行线。

（3）耳郭软骨下缘-鼻翼下缘连线的平行线，与 AC-PC 线之间有 10° 左右的夹角。

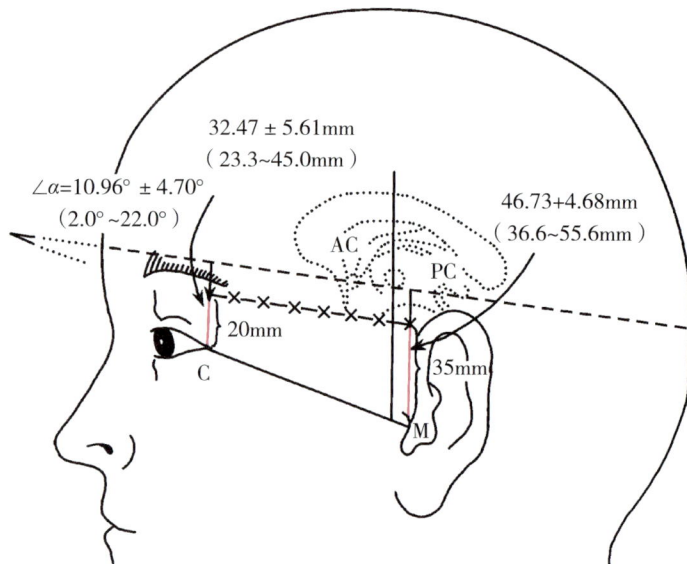

图 3-2-1 姚氏线

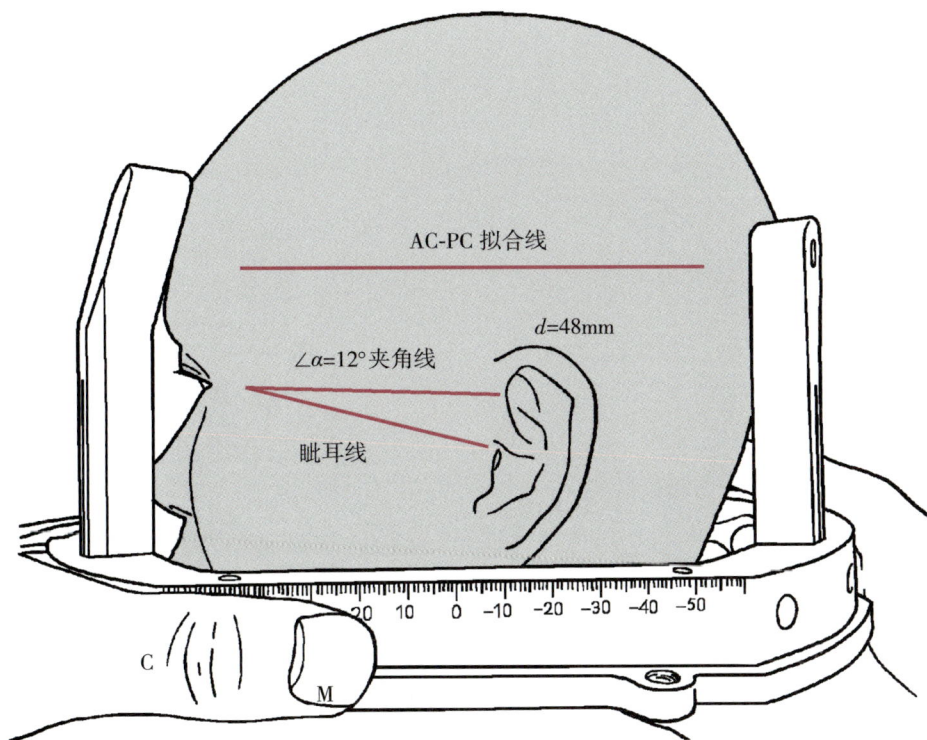

图 3-2-2　张氏线

（4）根据患者的头型、大小，调节定位头架的四根定位金属杆的高度，避免头钉固定位置过高导致头架滑脱的可能。端取头架套入患者头部，小指托扶患者双侧下颌骨使头部摆正（图3-2-3），头架基座与双侧姚氏线或张氏线平行，同时保持头架中线与患者正中矢状线重叠，头架左右平齐，必要时安装双侧耳杆作为参照。沿四根定位金属杆的钉孔在头皮上标记头钉穿刺点。

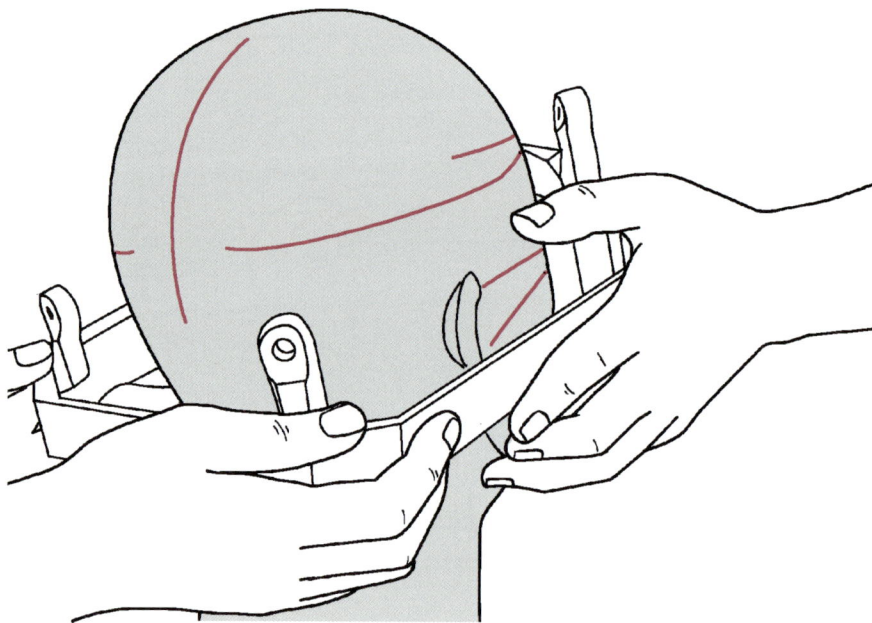

图 3-2-3 端正头架

（5）常规碘伏消毒四个头钉穿刺标定点区域，盐酸利多卡因注射液经 1mL 针头穿刺皮下局部浸润麻醉（图 3-2-4）。

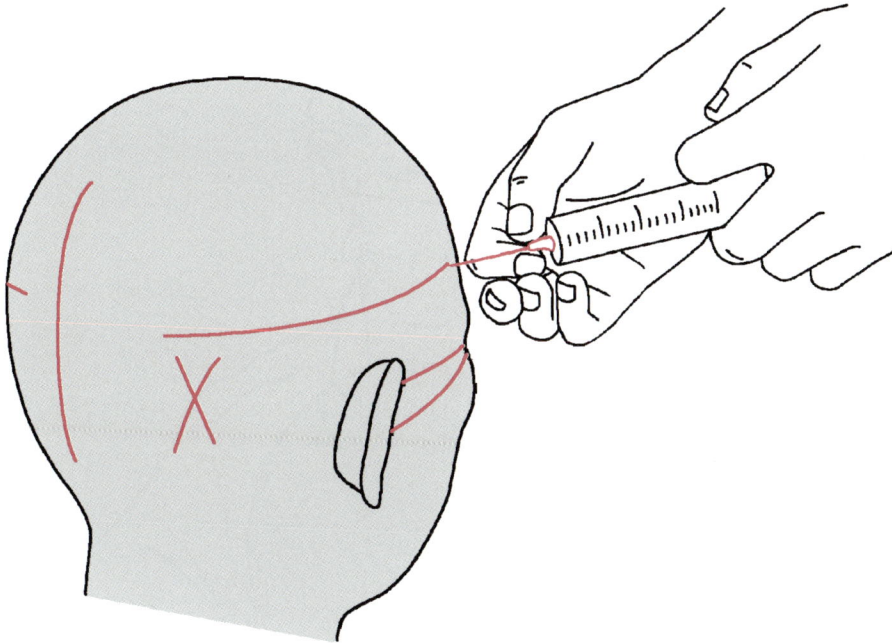

图 3-2-4　1mL 针头注射局麻药

（6）头架装入头钉，旋进螺纹一圈，端取头架套入患者头部，同上述方法保持头架正中左右平齐，使头钉对准穿刺标定点，头钉到达皮下抵达颅骨外板后再次通过双耳郭和双侧眼眉高度目测左右是否对称，无误后用工具对称旋进头钉嵌入颅骨外板（图 3-2-5A、B）。最后检测头钉固定强度：以拇指、示指捏持工具旋进头钉至无法再进（图 3-2-6），轻轻上抬头架，头架稳定无滑脱。

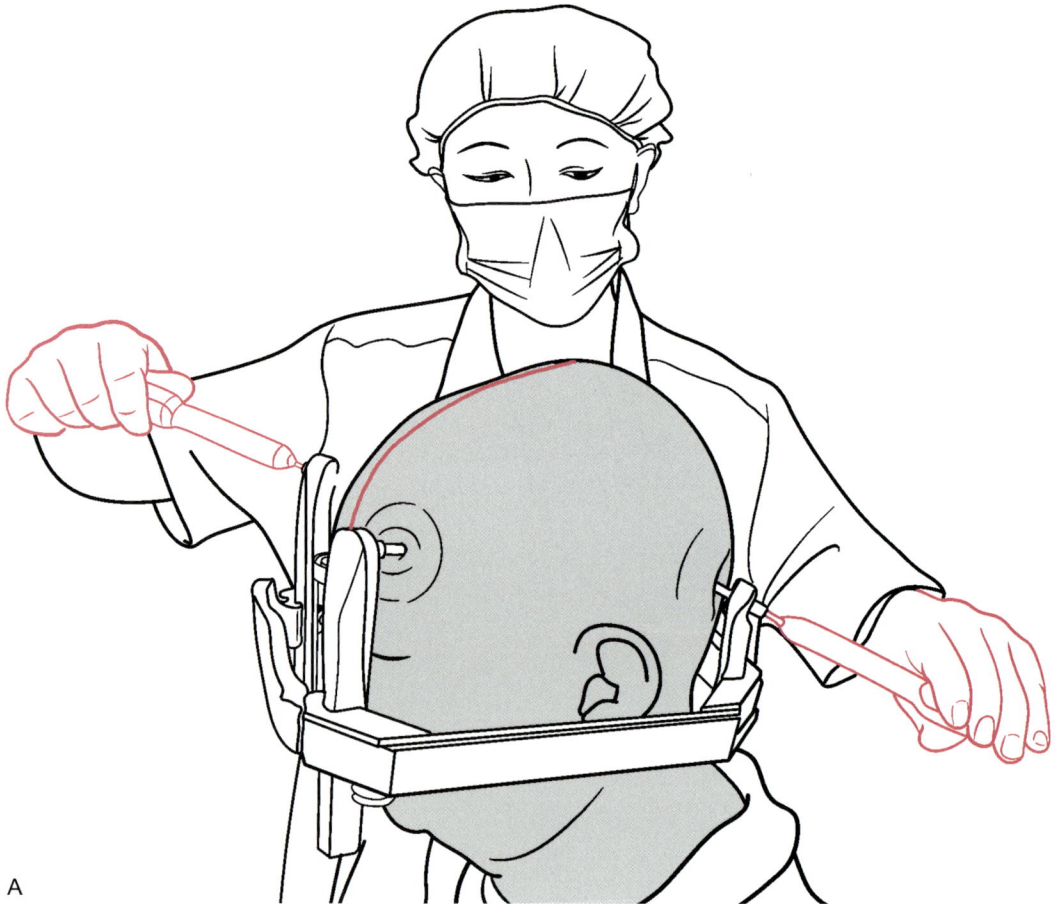

A

图 3-2-5　对称旋进头钉

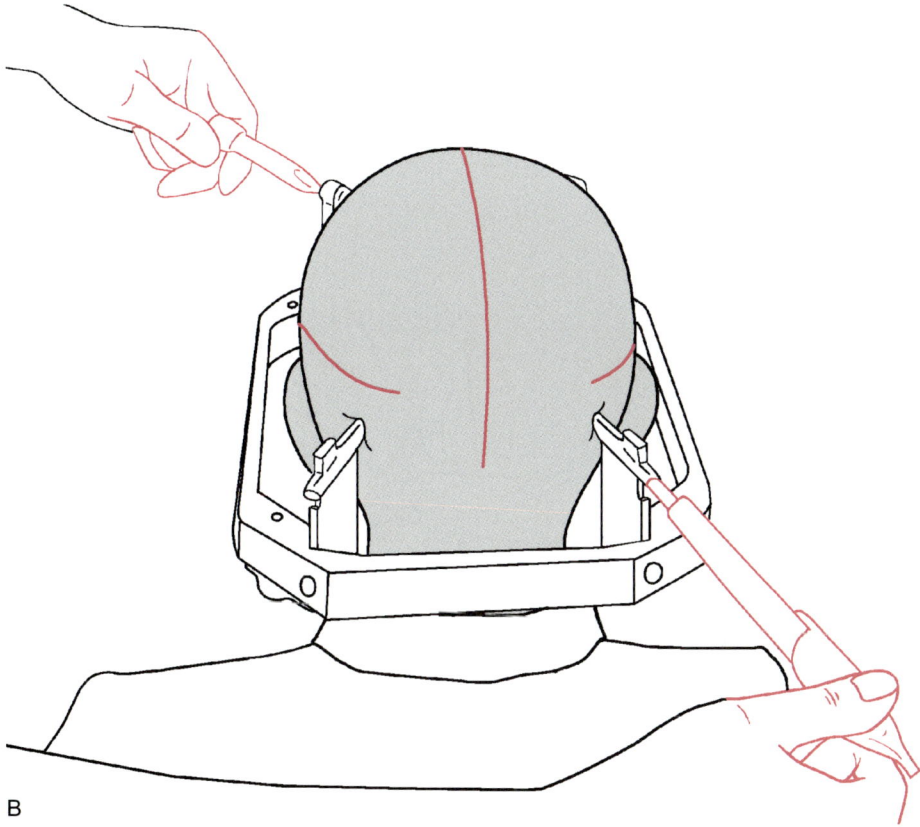

图 3-2-5　对称旋进头钉（续）

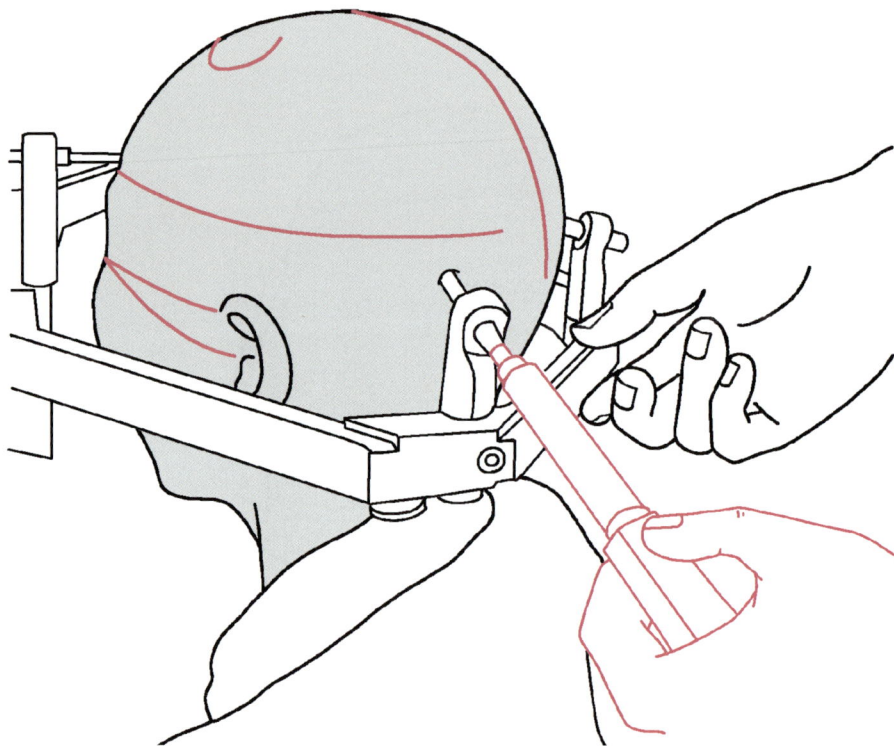

图 3-2-6   两指检测头钉固定强度

三、注意事项

1. 帕金森病患者常伴随有神经精神症状，如焦虑、抑郁等。无论是麻药刚开始注射时针刺的疼痛感，还是头架安装完成时的紧束感，都可能引起患者的精神症状爆发。术前评估时应充分全面地了解患者的症状及严重程度，在神经内科、精神心理科等多学科协同下制订能有效控制患者症状的药物治疗方案。术前做好必要的宣教，并在安装头架前合适安排服药时间，尽量保证患者在安装头架过程中情绪稳定、有效配合。

2. 部分帕金森病患者震颤症状明显，可能影响头架的安装。术前评估时需充分了解患者症状的严重程度，是否能用药物有效控制，何种药物效果显著，服用药物后多久能起效，药效持续时间，是否有异动症及其严重程度等，在此基础上设计适合于患者的头架安装前抗帕金森用药方案。

3. 头架安装的端正是保证电极精准植入的先决条件，最佳的头架安装达到左右平齐（图 3-2-7），头在中央不旋转，而且要求头架基座与 AC-PC 线的皮肤投射线尽可能平行。安装头架时耳杆可作为参照，但耳杆的不舒适感可能诱发患者的紧张情绪。笔者推荐徒手目测安装头架的方法：助手托头架时用小指托扶患者下颌骨使患者头部与框架同步摆正，以棉签杆蘸亚甲蓝（或甲紫溶液）通过头钉孔在头皮上标注局麻点，然后再次测量两侧到中线距离，对于头型端正的患者尽可能距离相同。对于部分头型偏斜、外耳门不对称、眼眦不平齐的患者，安装正中平齐的头架是有难度的。笔者的经验，安装头架前对术前 MRI 影像进行仔细阅片，了解矢状窦、大脑镰等中线结构的位置，尽量绘制与之一致的患者头部正中矢状线。在冠位上测量患者双侧外耳门、双眼外眦的偏斜程度，结合矢状位上的 AC-PC 线，在绘制眦耳线时对一侧外耳门或眼外眦的选定点进行校正，进而绘制出双侧平齐的姚氏线或张氏线。依据校正的正中矢状线及姚氏线或张氏线安装正中平齐的头架。

4. 建议采用 10mL（或 20mL）注射器配 1mL 注射器针头进行局麻药浸润注射，其能减轻患者的穿刺疼痛感，且避免了大针头可能造成的穿刺点明显渗血的尴尬局面。

5. 如果应用 LekSell 头架，安装定位头架前需检查四个头钉固定金属杆上的螺纹卡扣与头钉是否契合、有无旋进粗涩，如有需及时更换新的螺纹卡扣。

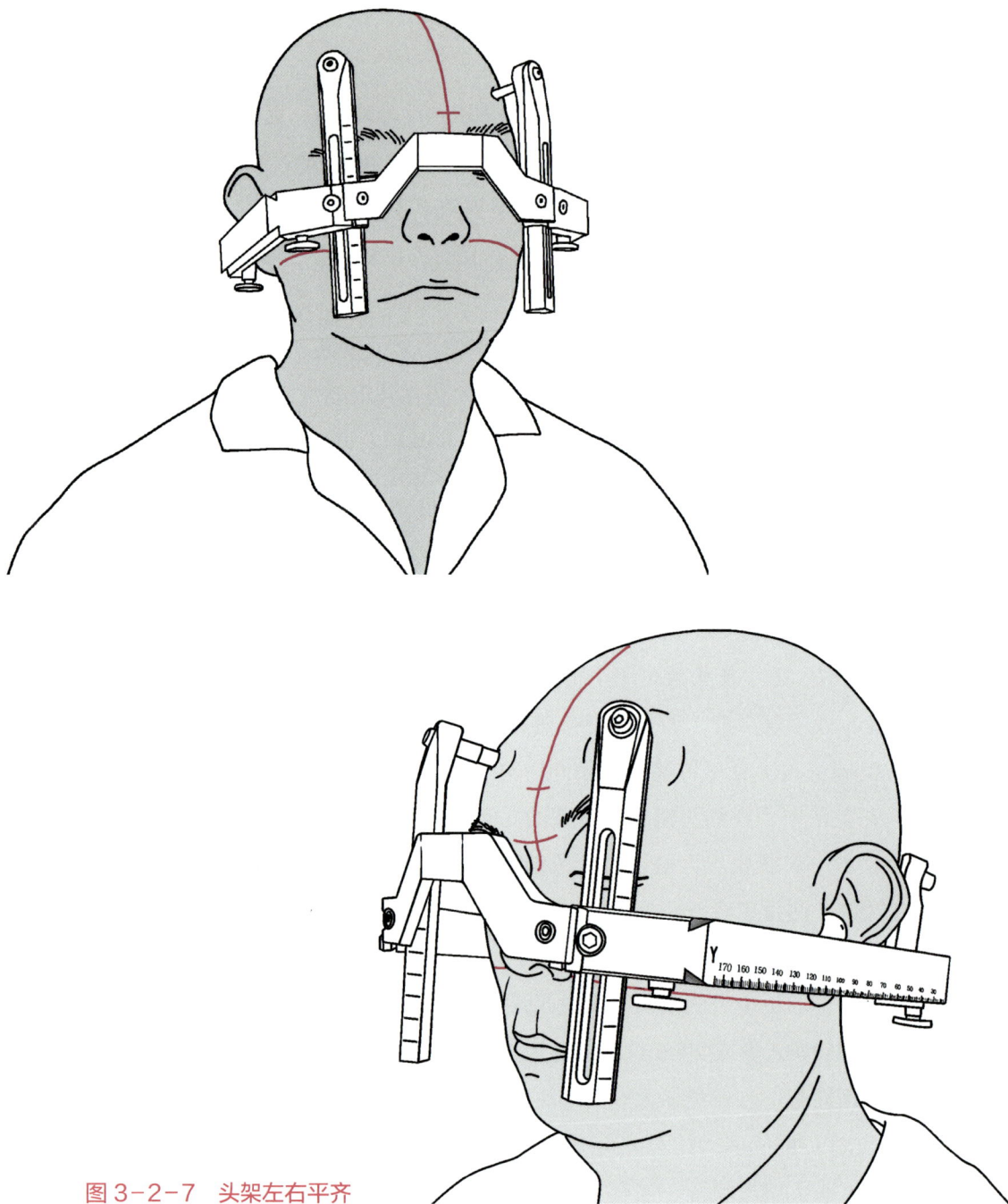

图 3-2-7 头架左右平齐

6. 耳郭软骨下缘–鼻翼下缘连线、耳屏上缘–眶下缘连线、耳郭上方–眶上缘连线与AC–PC夹角的差异无统计学显著性。耳郭软骨下缘–鼻翼下缘连线。

7. 头钉固定确实、牢靠，不能突破颅骨，以免造成颅内出血。

第三节
术前 CT 定位

一、目的

采集患者已安装坐标头框的头颅的薄层 CT 影像，建立与定位头架及术中弧形弓架相匹配的真实坐标系，并根据手术计划生成靶点及路径的坐标参数。

二、方法

1. 患者准备　手术当日早上，患者清醒，头架安装后，轮椅推入 CT 室。进行扫描时，首先在 CT 承载床上水平放置定向仪托板，用水平仪测量定向仪托板的水平；托扶患者缓慢躺下，挪动患者胯部至头架限位螺丝嵌入托板的限位螺丝凹槽内，坐标头框按照前后上下左右正确的方法，安装在患者头架的基座上。使用专业的卡扣与基座固定好。微调托板的位置使 CT 扫描基线与定向头架基座平行，调节托板的调平旋钮使坐标头框保持水平（图 3-3-1）。可以用水平仪测量 CT 定向仪托板 x 轴和 y 轴的水平。CT 显影线和定向仪托板上的显影线保持一致（包括水平线和垂直线）。

2. CT 扫描　患者安置完毕后行颅脑 CT 薄层扫描，扫描范围为颅底至坐标头框顶缘，冠状位及矢状位上囊括整个坐标头框。

常用的扫描参数：轴位，FOV=240×240，层厚 0.6~1mm，层数约 160 层。

3. 患者复位及影像获取　CT 扫描完成后，卸下坐标头框，轻抬患者肩部，轻提定位头架使限位螺丝离开凹槽，患者头微右偏后坐起离开 CT 承载床。该过程中注意动作轻柔，避免用力掰动定位头架致滑脱。CT 扫描完成后不允许再对头钉做任何旋动操作，如有头钉松弛或其他异常情况，在重新固定好头钉后须重新进行 CT 扫描获取新的影像数据。将 CT 影像导出为标准 DICOM 格式并刻录光碟。

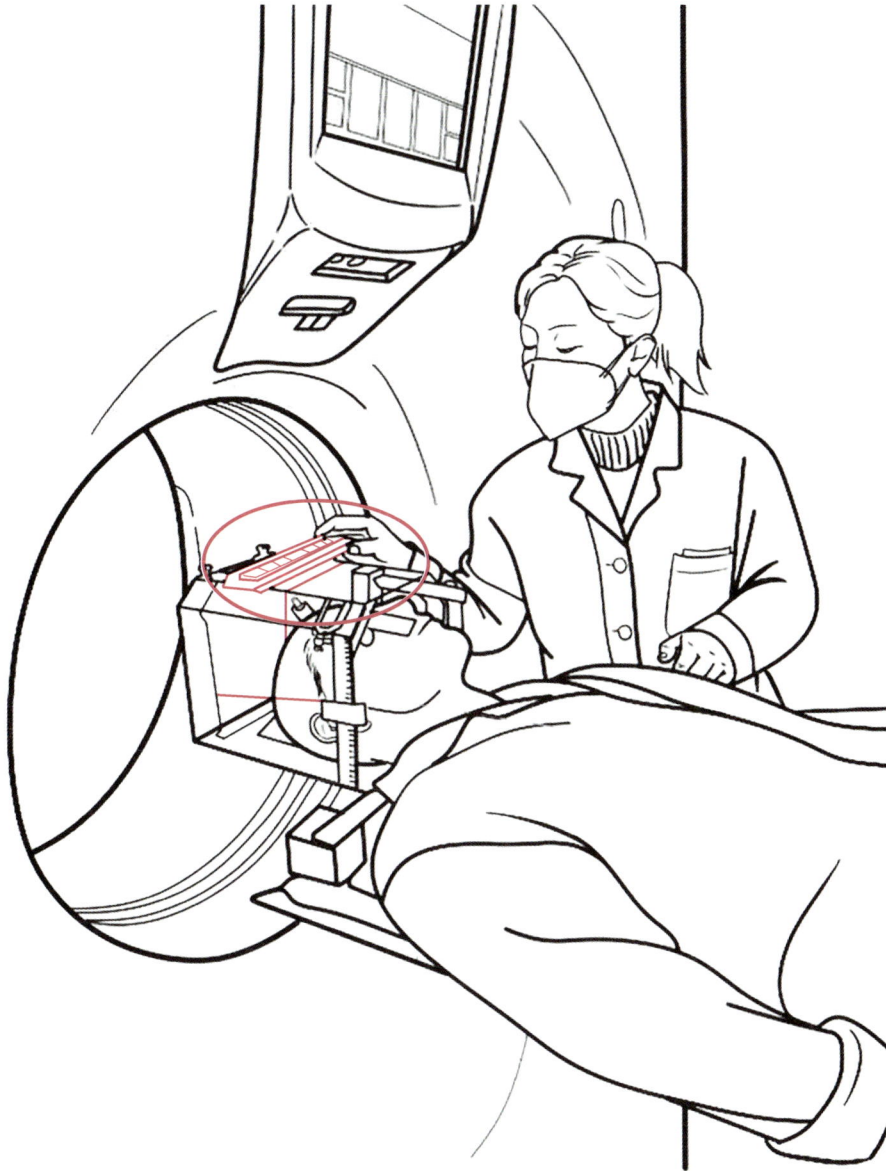

图 3-3-1　调节托板的调平旋钮使坐标头框保持水平

圆圈所示为水平仪测量水平。

4. 生成坐标参数　将 CT 影像导入计划系统，识别坐标头框上的坐标标记点，建立笛卡尔直角坐标系。验证误差，通常最大误差控制在 0.7mm 以内较为合适。导入预计划，将每个 MRI 序列分别与 CT 影像配准融合并验证精准度。系统自动生成靶点及路径坐标参数。再次确认靶点及路径设计无误后，抄录参数。

三、注意事项

使用 CT 脑组织窗成像。扫描要注意水平，扫描的范围要包括头皮和包括头架。CT 显影框要注意前后方向。扫描结束要再次确认 CT 显影框无松开或移位。

ER3-3-1
术前 CT 定位

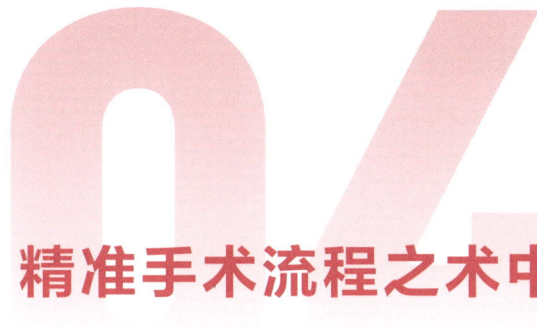

第四章 精准手术流程之术中电极安装

第四章 精准手术流程之术中电极安装

第一节
组装弧（弓架）及相关组件

一、目的

目前 DBS 手术的立体定向头架均是直角坐标系统与球坐标系统相结合的混合系统，根据球坐标系统原理，立体定向仪中心为球心，沿任何路径均可抵达立体定向弧弓中心。因此，在与基座安装组装前，需要先安装好立体定向弧（弓架），以及相关的导向系统和微型推进器系统。立体定向仪的正确组装，可以尽可能减小来自定向仪的误差，帮助术者准确将电极植入到预设位置。这是电刺激能够发挥作用的基石。

二、方法

以目前常用的 LEKSELL 系统为例。首先将搬运器连接到半圆弧上（图 4-1-1）。沿半圆弧移动仪器搬运器，直到所需的立定向弧角度（如已预定义）与搬运器窗口中的指标精确对齐。半圆弧的蚀刻表面坐标对应着计划系统中的 Arc 数值。将搬运器固定到合适的位置，形成所需的弧（弓架）角度。安装止位器。如果是使用 Alpha-Omega 和美敦力的微型推进器，不需要安装导向座和把手，只要有止位器就够了（图 4-1-2）。从上方将仪器止位器的柄插入仪器搬运器的开槽中，止位器的轴环距离患者头颅最近并面向前方。在仪器搬运器内移动仪器止位器，直到搬运器上的水平指标与止位器标尺上所需的标记精确对齐。

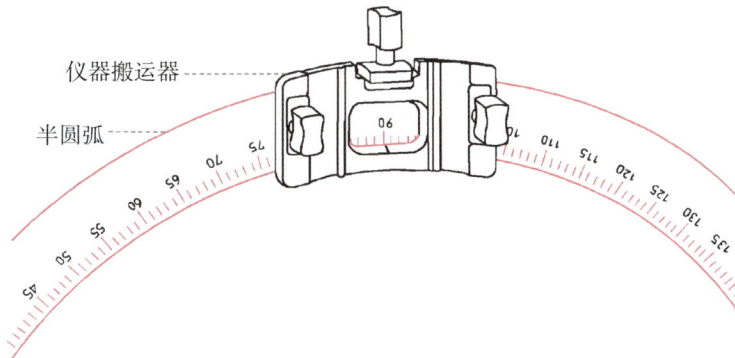

图 4-1-1　安装仪器搬运器

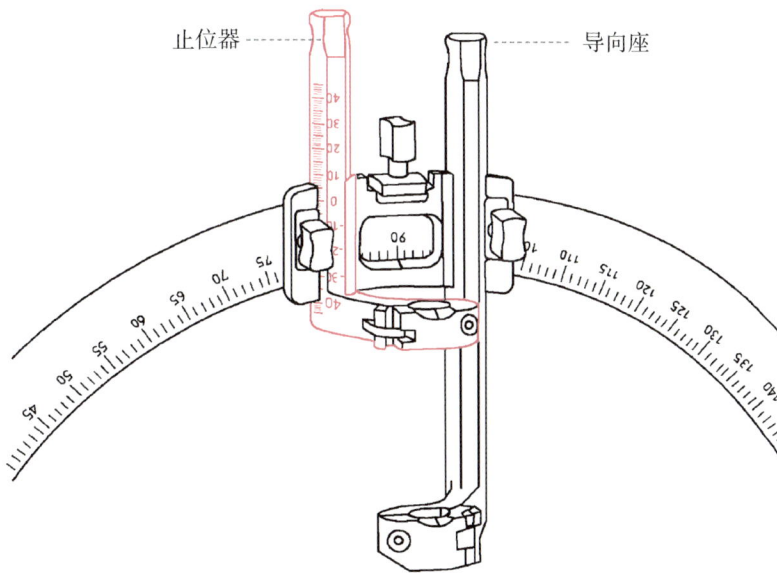

图 4-1-2　安装导向座和止位器

止位器水平指标的刻度，在不同品牌的微型推进器中是都不相同的。因为不同品牌的微型推进器限定电极的长度是不同的（图 4-1-3）。如果是使用 Alpha-Omega 微型推进器（图 4-1-4），仪器止位器上的标记 30mm 和仪器搬运器上的指标对齐（图 4-1-5），则仪器止位插入 Alpha-Omega 微型推进器时，标准 Leksell 长度（190mm）的仪器的活动点将位于立定向弧的中心。

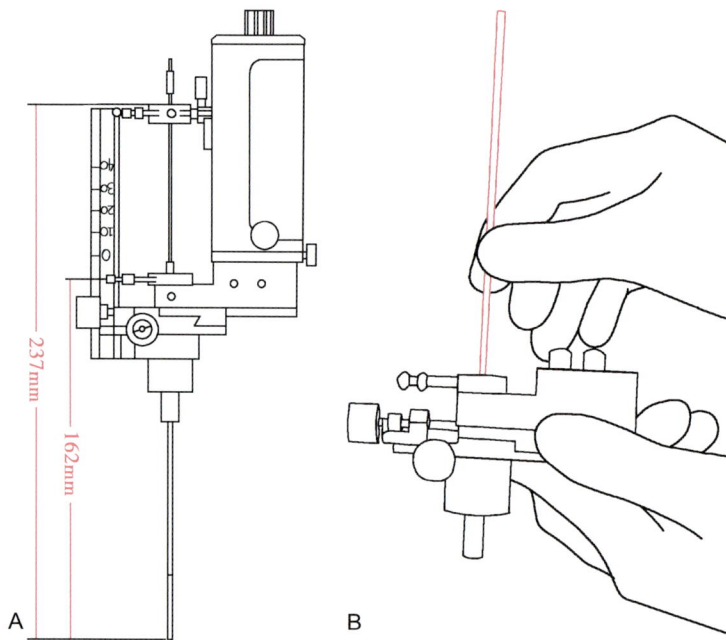

图 4-1-3　电极夹持器

A. 电极夹持器长度 237mm，套管支架长度 162mm；B. 套管针插入套管针支架的示意图。

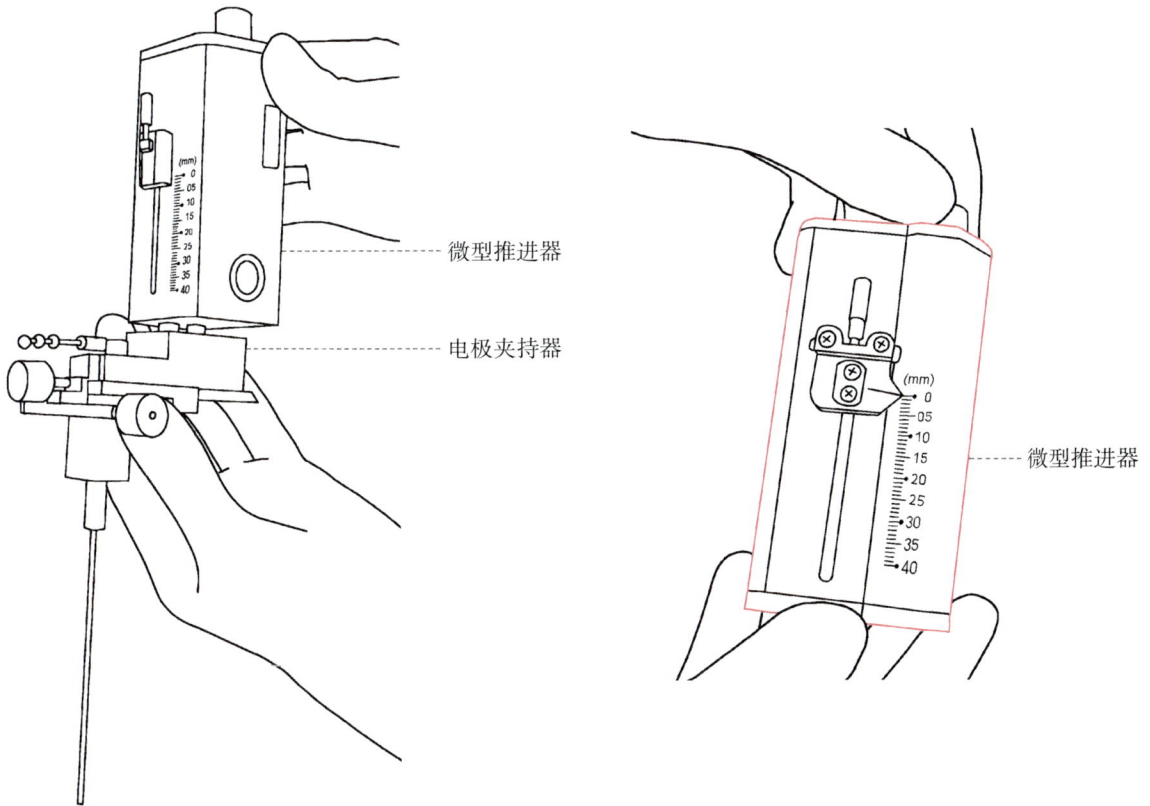

微型推进器

电极夹持器

微型推进器

图 4-1-4　安装微型推进器

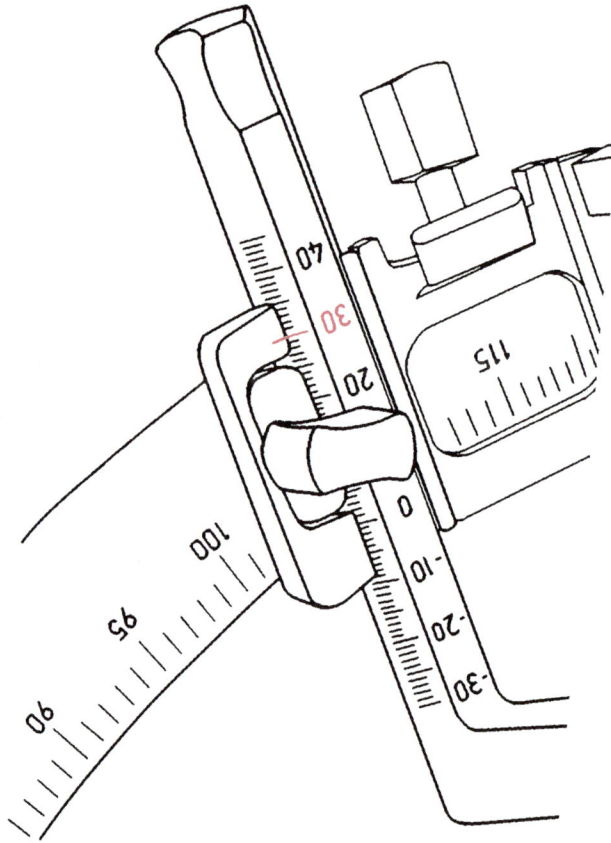

图 4-1-5　止位器在 30mm 处

　　使用电极夹持器植入电极时，弧弓的止位器在 +30mm 处时，电极外套管距离靶点 25mm，微电极需要逐渐下降 25mm（图 4-1-6）方可到靶点。也就是 Alpha-Omega 微型推进器只有放于 25mm，电极尖端才能达到靶点。临床上在使用微电极的时候，为了记录靶点核团的电生理信号，一般从 10 或 15mm 开始记录。因此需将微型推进器马达及导向支架按照相应的数值正确安装于弓架上（图 4-1-7）。

　　微型推进器的刻度变化，只影响电极和微电极的深度，而不影响外套管的深度。套管针的深度与定向仪的止位器有关。

　　知道了这个 190mm 距离，就可以在后期通过调整止位器的位置，同时调整电极的长度，保证电极深度一直在靶心。

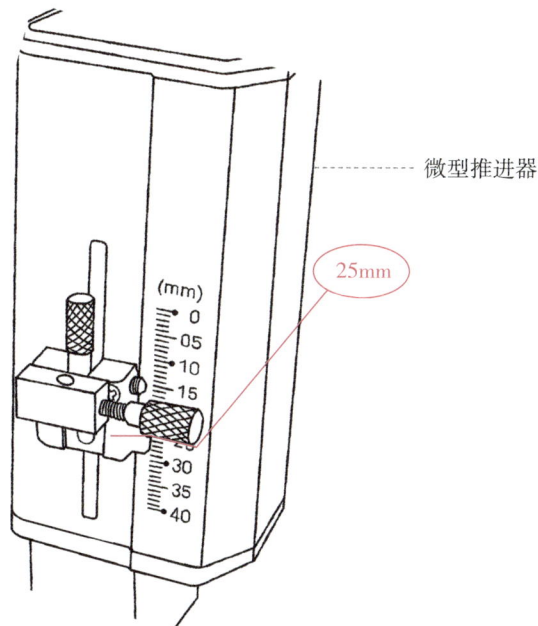

图 4-1-6　微型推进器在 25mm 处

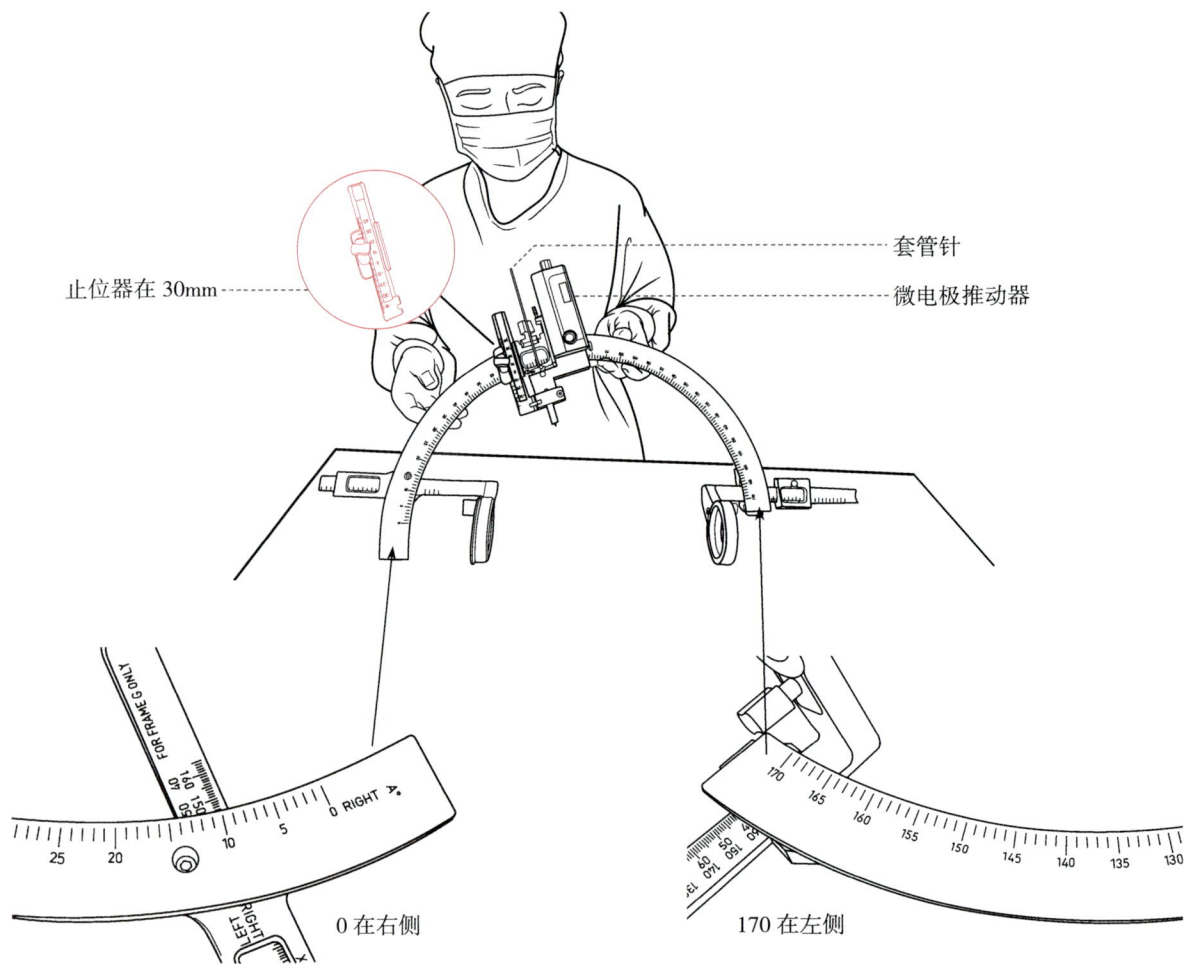

止位器在 30mm

套管针

微电极推动器

FOR FRAME G ONLY

0 RIGHT A°

25 20 10 5

0 在右侧

170 165 160 155 150 145 140 135 130

170 在左侧

图 4-1-7 完全安装好的弧弓

组装好的弧（弓架）及相关组件。

三、注意事项

1. 装配其他部件之前，请优先用仪器螺丝起子确认双侧蚀刻轴支撑件背后的四枚螺丝已经拧紧。弧形支撑件和半圆弧后表面之间不能存在缝隙。否则 X 侧方固定不稳，且有弧弓角度偏移。

2. 组装和拆卸的时候，螺丝不要太紧，否则反复消毒热胀冷缩容易引起滑丝。每次使用完可以涂一层薄薄的矿物油，增加润滑，但是注意穿刺针不可以沾油，以免进入脑内。弧弓注意避免操作时用力压缩和牵拉，否则容易变形。微型推进器的深度和定向仪的止位器刻度务必准确。

3. 计划系统中侧向方位选择为右侧（RIGHT），此时对准坐标设置 x 轴的刻度。指示器的指标经放大，注意不要看错，不要把坐标对到 Y 对应的刻度上（图 4-1-8）。

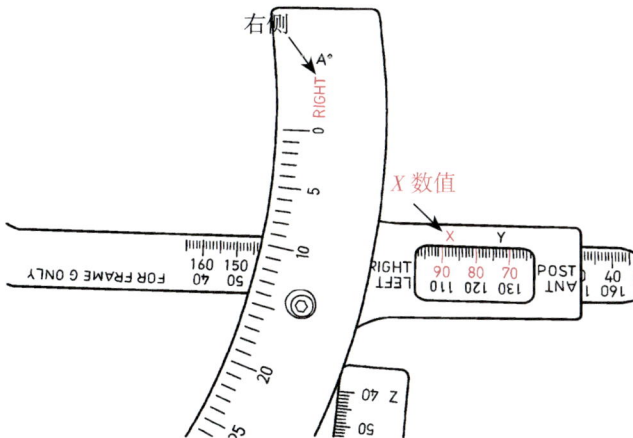

图 4-1-8　侧向方位选择为右侧（RIGHT）

侧向方位选择为右侧（RIGHT），对准坐标设置 X 的刻度。

ER4-1-1
组装弧弓及其他组件

第二节
体位

一、目的

使患者处于一个舒适、利于术中操作的体位：仰卧位，头部抬高。为了减少脑脊液丢失引起的脑组织移位，选择头部抬高 30° 的仰卧位（图 4-2-1）。

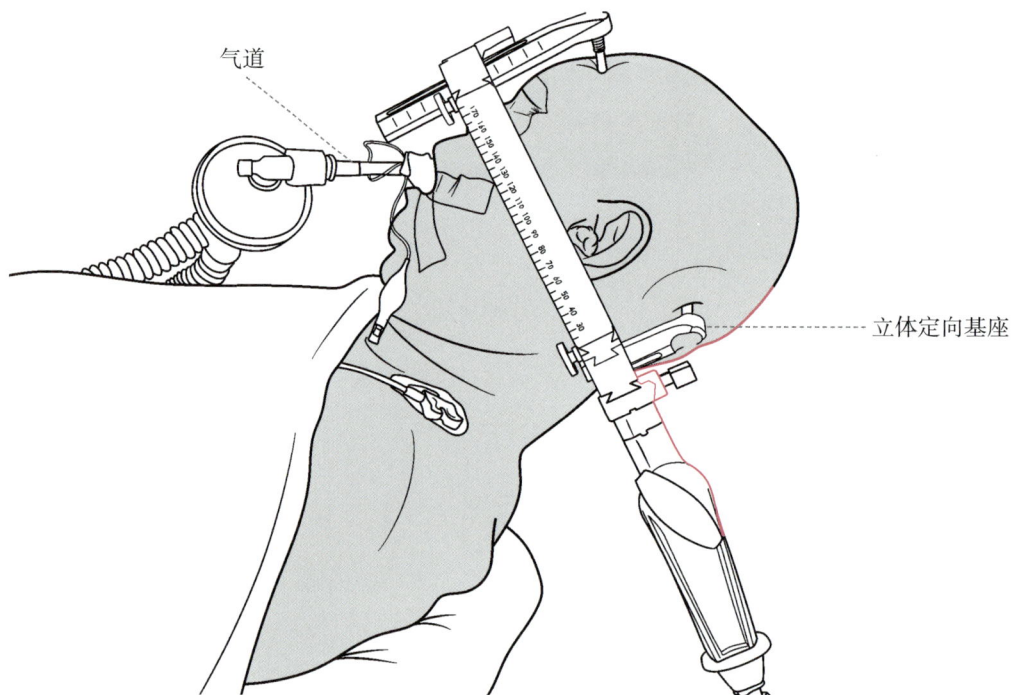

气道

立体定向基座

图 4-2-1　手术卧位

头部抬高 30° 的仰卧位。

二、方法

患者取仰卧位，转接器固定于立体定向头架基座后条正中（图 4-2-2），连接 Mayfield 头架及手术床。头部一般采用抬高 30°（图 4-2-1）。

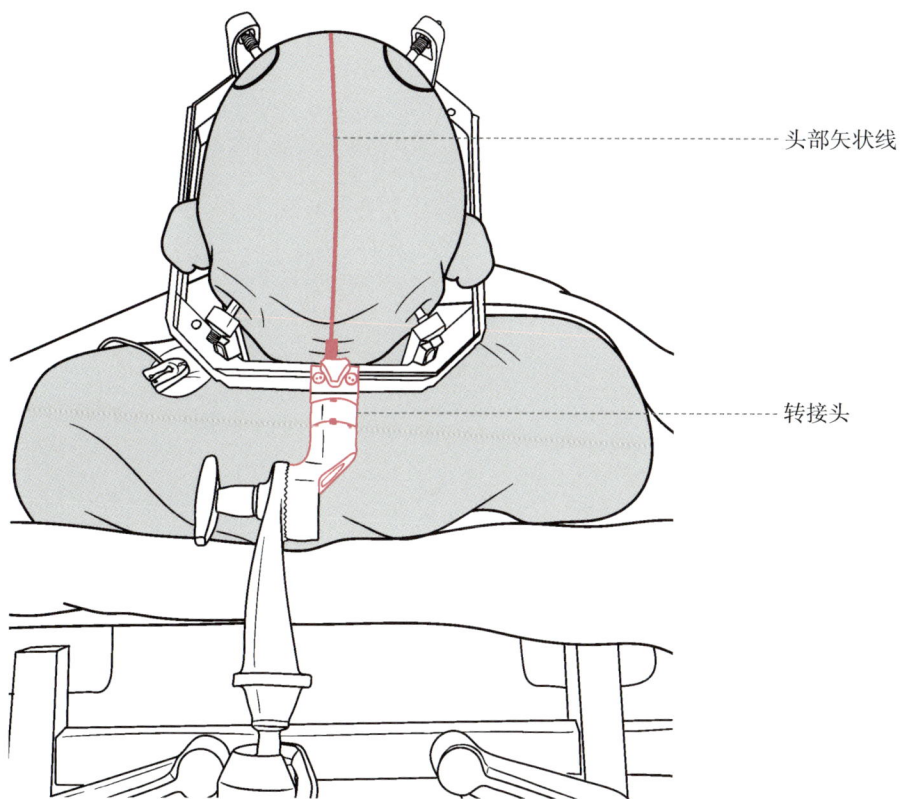

头部矢状线

转接头

图 4-2-2　转接头位置

立体定向头架基座后条正中。

三、注意事项

1. 转接器应固定于头架基座后条中正，使患者头部重心位于头架中心，避免术中钻孔时受力不均，头架歪斜，更严重者使头架脱出，手术失败。

2. 有文献指出，DBS 手术中头部抬高 30°有利于减少术中脑脊液丢失及颅内积气。

3. 注意保持患者气道的通畅。

4. 固定要牢固，避免术中摇晃，影响手术进行或给患者的安全带来隐患。

第三节
消毒

一、目的

手术前的准备，防止手术感染。立体定向手术时，手术野内会具有基座和球形定向仪，因此，为第一步安置电极区域术野，创造一个无菌环境是非常重要的。

二、方法

术区消毒范围原则上是以手术切口为中心向周围涂擦，包括周围 15cm 的区域。头部消毒范围不仅包括头部及前额，还应该包括头部框架（图 4-3-1A）。操作者应先完成术前刷手，必备的物品有：卵圆钳、碘伏消毒液、治疗碗、无菌纱布等。消毒时应从切口处开始，逐步扩展到所需消毒范围，应避免无目的地来回擦拭。已接触消毒外缘的纱布，不应再返回到内部涂擦。皮肤消毒范围应大于手术区范围，包括切口四周 15~20cm 的区域。

消毒可采用碘伏或者碘酊。如采用碘酊（常用浓度为 2.5%~3%）消毒（图 4-3-1B），待碘酊干后，应再以 75% 酒精脱碘，将碘酊擦净（图 4-3-1C）。如采用碘伏消毒则不需要酒精脱碘。

患者头部及立体定向头架是消毒重点，消毒范围超过基座下缘 5cm。

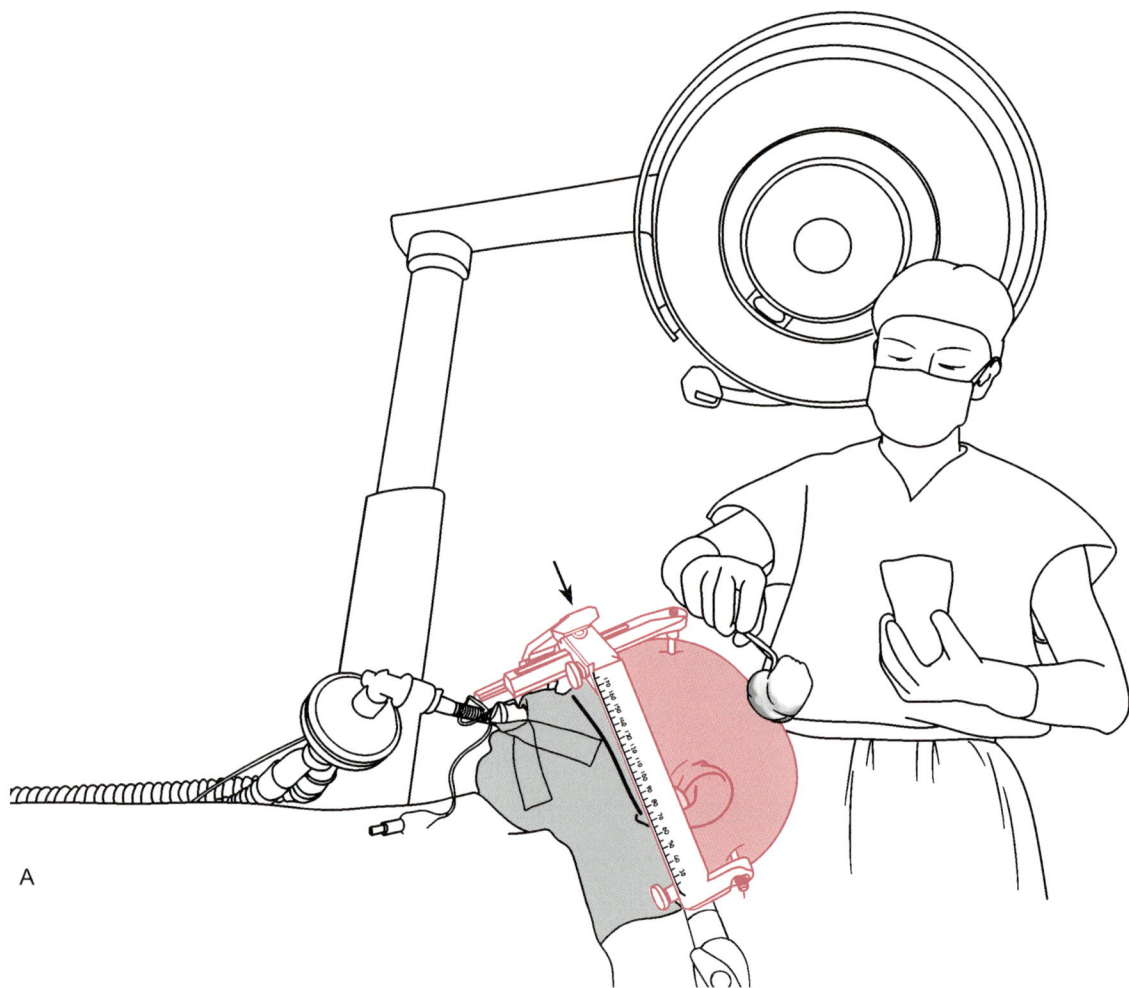

图 4-3-1　消毒范围及消毒方法

采用碘酊消毒，待碘酊干后，75% 酒精脱碘。A. 消毒范围为头部及前额和头部框架（箭头）。

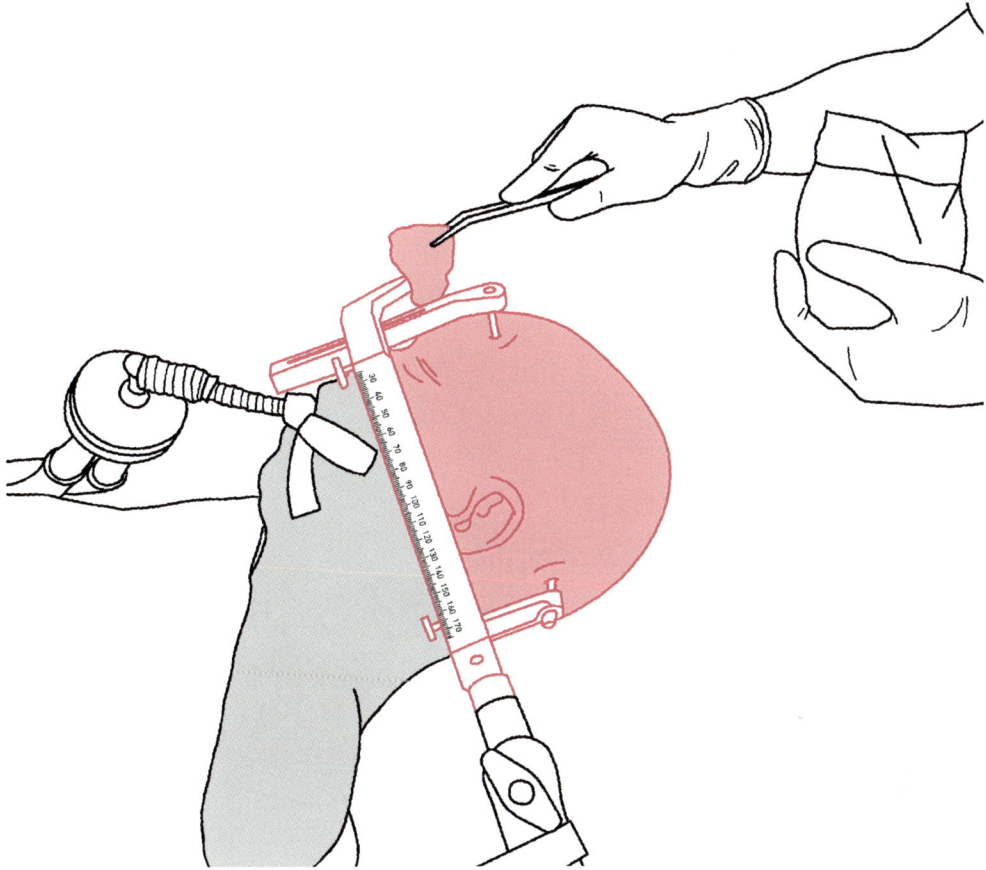

B

图 4-3-1　消毒范围及消毒方法（续）

B. 碘酊消毒头部前面框架。

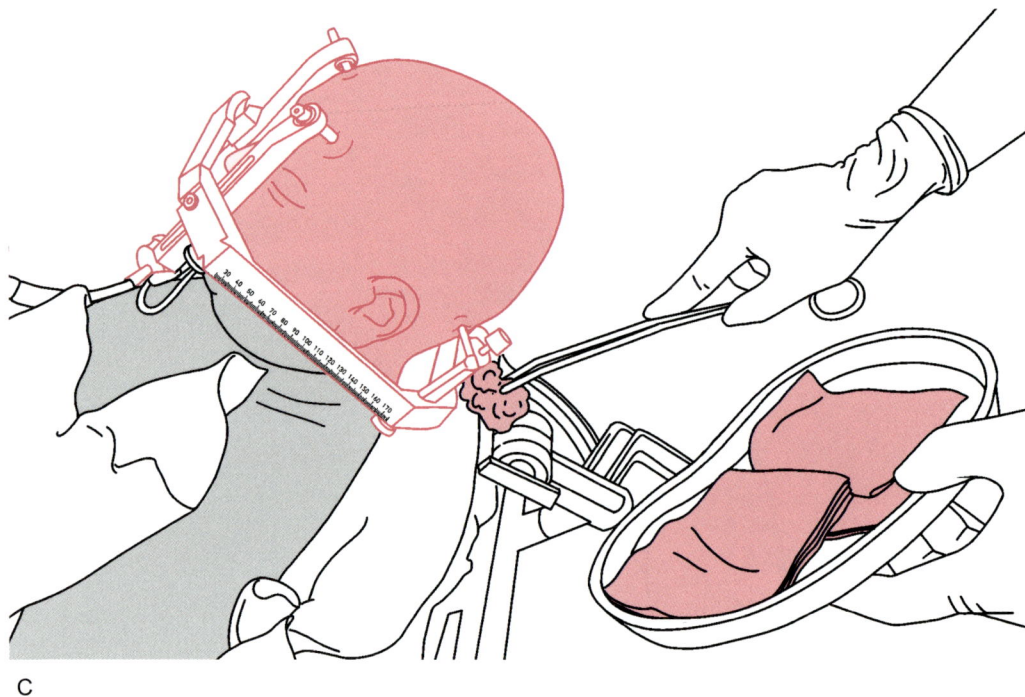

C

图 4-3-1　消毒范围及消毒方法（续）

C. 酒精脱碘，消毒头部后面框架。

三、注意事项

1. 术者应戴无菌手套进行皮肤消毒，注意术者的手不可与患者的皮肤碰触。消毒完毕后，术者应再次消毒双手，确保无菌。

2. 四个头钉及定位竖杆靠近手术切口，是头架的重点消毒区域；头架基座双侧侧条是安装弧形弓架两侧滑块的区域，亦为重点消毒区域。消毒需注意勿遗漏头架的内侧面。

第四节
铺巾

一、目的

铺盖无菌单，很好地暴露手术切口，同时保证头架基座双侧侧条操作不受影响。起到与伤口隔离作用，防止术区污染。

二、方法

常规铺单。铺巾时，既要避免手术切口暴露太小，又要尽量少使切口周围皮肤显露在外。手术区周围一般应有 6 层无菌巾遮盖，其外周至少有 2 层。脑深部电刺激手术需要暴露头架基座两侧侧条，即弧弓两侧滑块安装的位置。

三、注意事项

两侧侧条前缘转折区为弧弓滑块嵌入起始点，铺单时需注意勿覆盖。术中两侧滑块嵌入侧条完成后，需加盖无菌单，仅暴露局部刻度及调节螺丝（图 4-4-1），减少不必要的头架暴露以免导致感染。

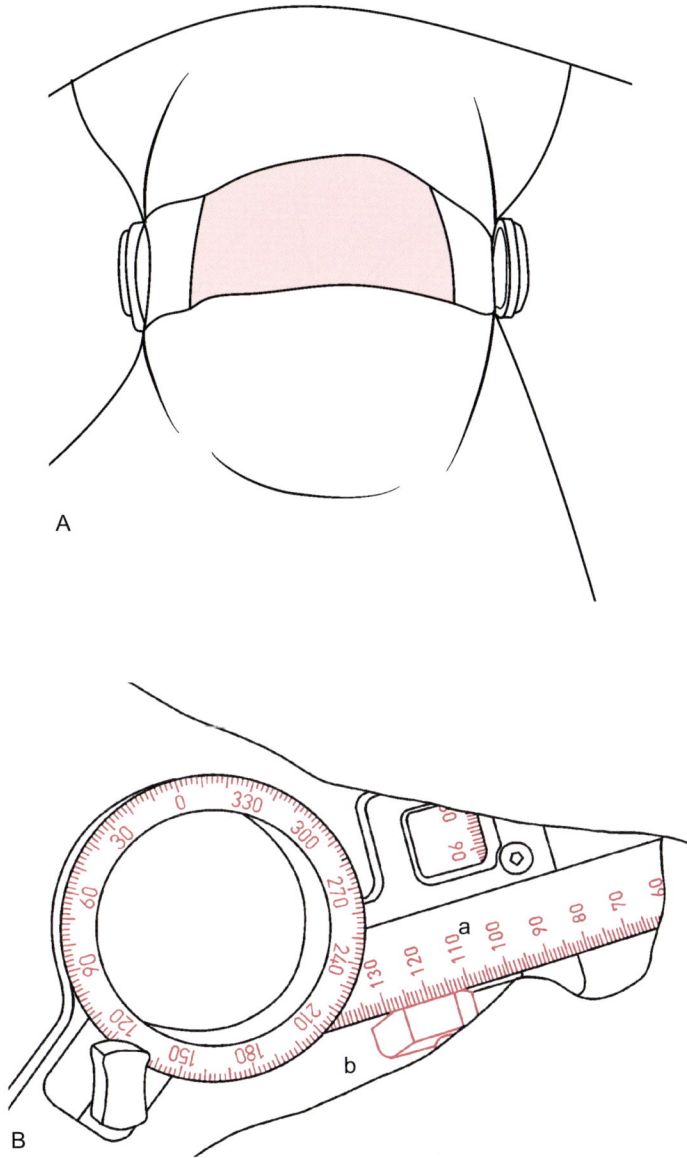

图 4-4-1　铺单后暴露局部刻度及调节螺丝

A. 铺巾图；B. 暴露的刻度（a）和螺丝（b）。

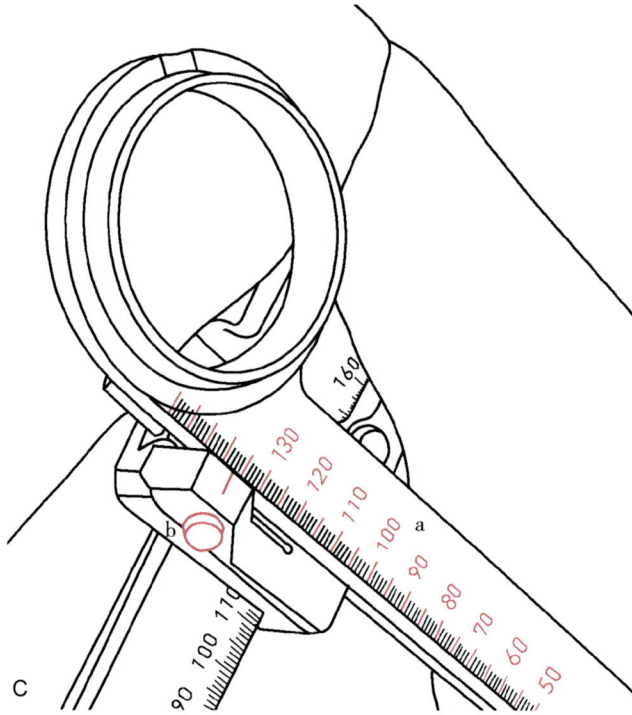

图 4-4-1　铺单后暴露局部刻度及调节螺丝（续）

C. 暴露的刻度（a）和螺丝（b）。

第五节
安装定向仪弓架

一、目的

安装弧弓（球形坐标系统）到头架基座（直角坐标系统上）（图 4-5-1），完成立体定向的完整系统的耦合，是完成立体定向手术的基本过程。完成标记确定的靶点路径头皮投影点和到达预定治疗靶点的基本方法。

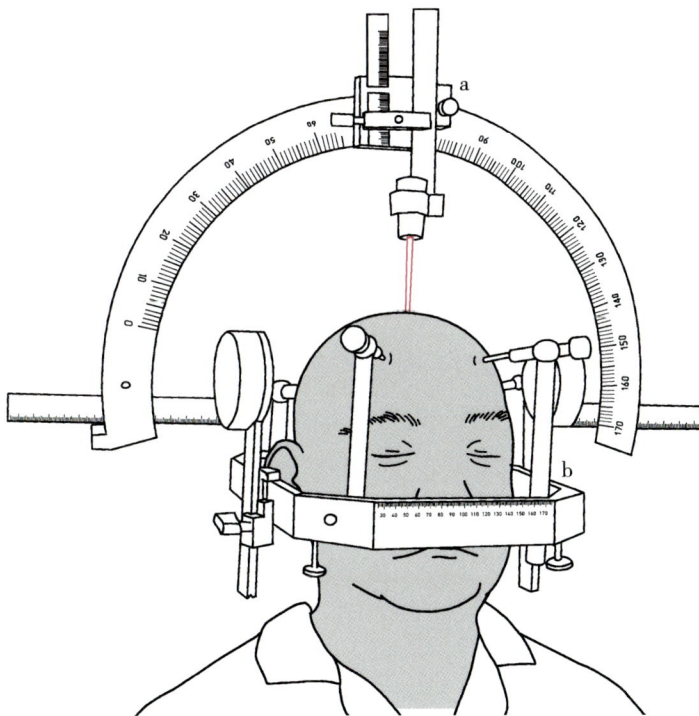

图 4-5-1　完整的立体定向系统

弧弓（a）（球形坐标系统）安装在头架基座（b）（直角坐标系统上）。

二、方法

1. 依据第一侧靶点参数，将弧形支撑件上所需的 Z 坐标与滑块上的蚀刻坐标精确对齐，使用仪器螺丝起子，将弧形支撑件固定在所需的 Z 坐标处（图 4-5-2）。按上述方法，在另一滑块上所需的 Z 坐标处安装并固定另一弧形支撑件。

2. 设置 Y 坐标　将装有弧形支撑件的滑块，插入到坐标系侧条的凹槽上方（图 4-5-3）。Z 坐标面既可向后位，也可向前。当滑块移动到正确的 Y 值时紧固螺丝。同法将另一装有弧形支撑件的滑块安装并固定到对侧侧条上所需 Y 坐标处。

3. 设置 X 坐标　在蚀刻轴支撑件中移动坐标设置轴，直到正确标尺上所需的 X 坐标与支撑件上的 X 指标准确对齐。使用仪器螺丝起子，紧固立定向弧蚀刻表面上的螺丝以将弧形轴固定在所需的 X 坐标处。同样将平衡锤的坐标与 X 指标准确对齐。

4. 按照左右转座，通过回转支架将半圆形的弓形架固定于立体定向支架。

5. 安装弧弓在基座将有刻度的面朝向患者，松开弓形架右侧的紧固件，移动右回转架导轨，使 X 基准刻度对准导轨上相应的 X 坐标数据，然后拧紧紧固件，X 坐标即已装定好。转动左右回转架，紧致捏合侧环后固定（图 4-5-4）。依据参数调节弧弓 ARC 及 Ring 数值并固定。双人核对靶点参数后置入穿刺针，确定第一侧路径头皮投影点并做标记（图 4-5-5）。同法调整各参数为第两侧靶点参数，置入穿刺针标记第两侧路径头皮投影点。以两侧标记点为中心，设计切口并画线标记。撤除弧弓。

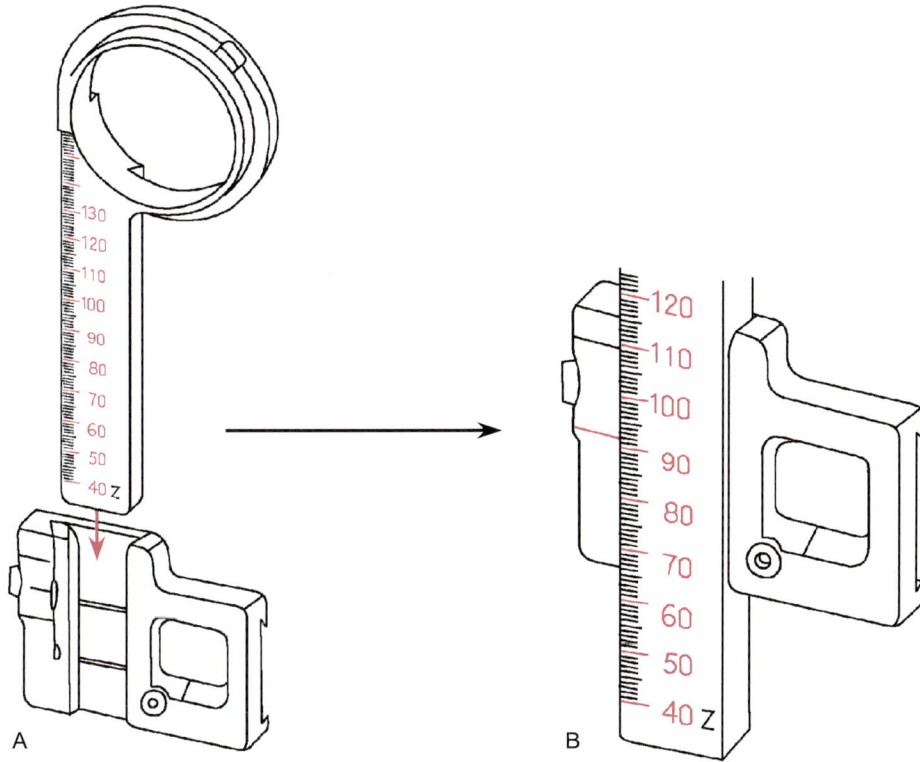

图 4-5-2　Z 坐标安装方法

A. 左上图安装 Z 坐标；B. 安装完整。

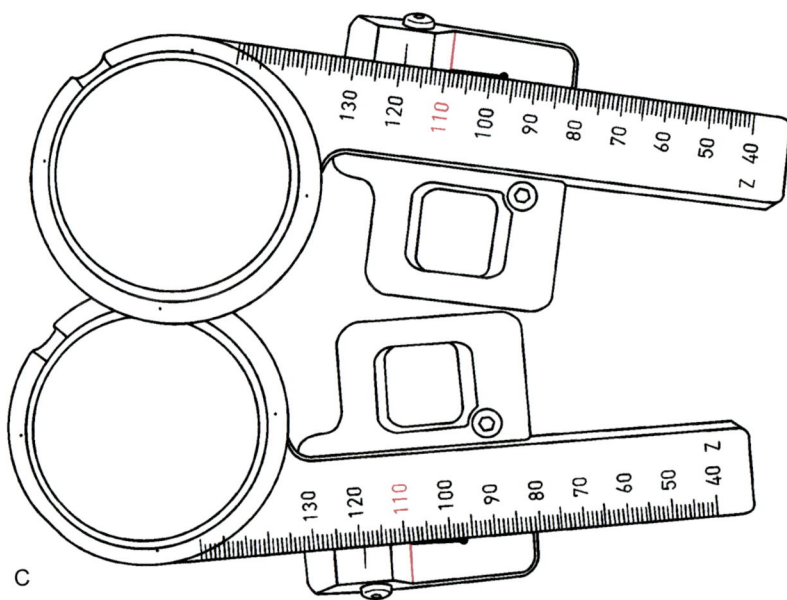

图 4-5-2　Z 坐标安装方法（续）

C. 双侧 Z 坐标安装完成。

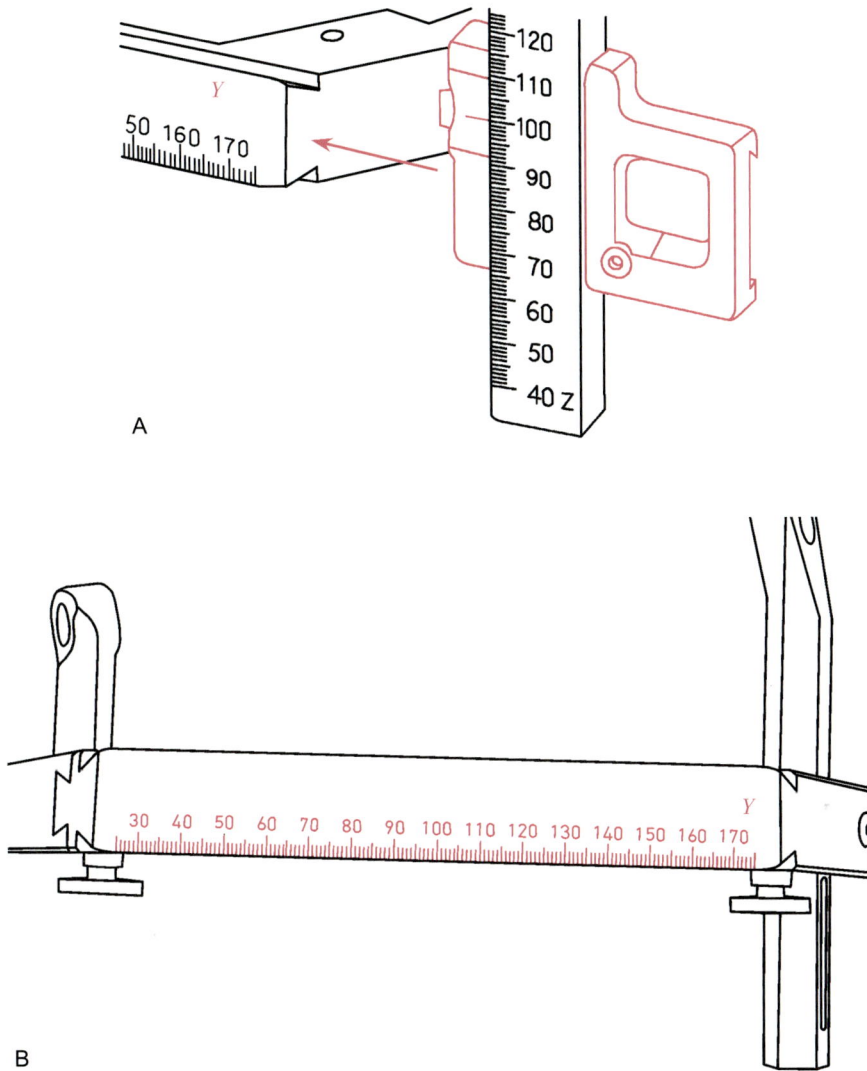

图 4-5-3 Y 值坐标安装方法

A. 安装方向；B. Y 值数值。

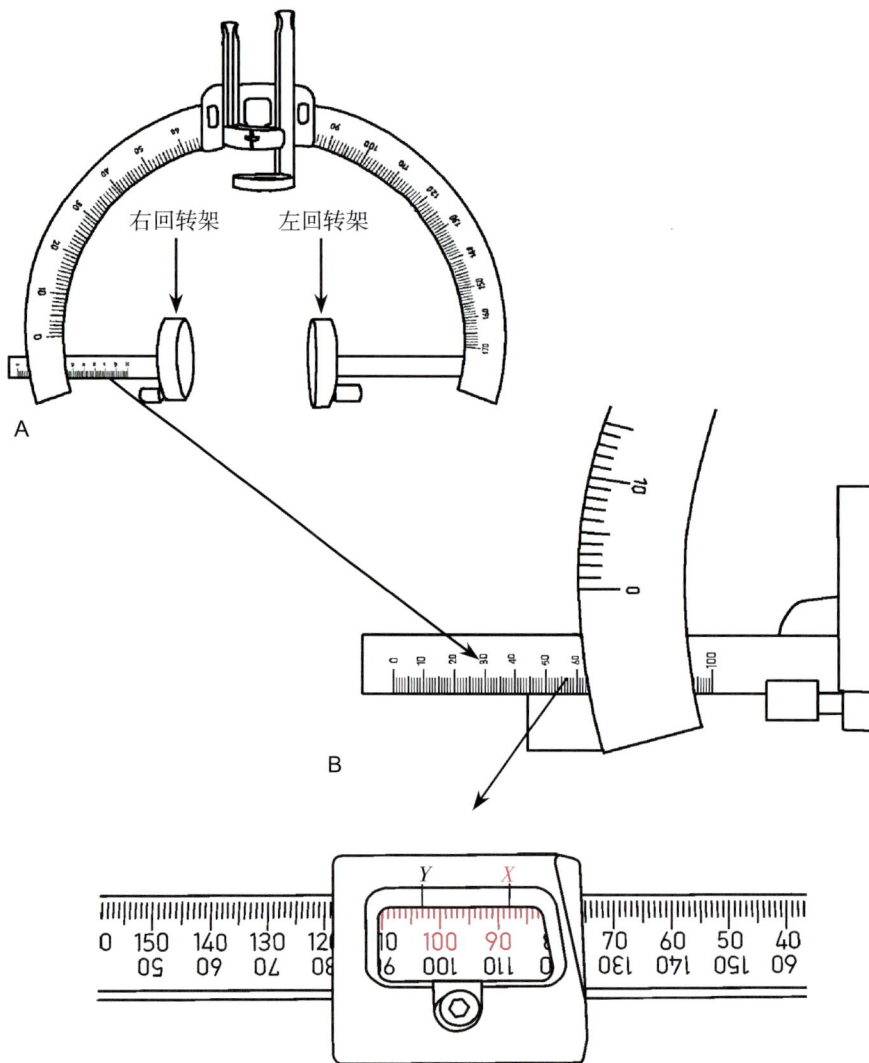

图 4-5-4 弧弓安装在基座上

松开弓形架右侧的紧固件，移动右回转架导轨，使 X 基准刻度对准导轨上相应的 X 坐标数据，然后拧紧紧固件，X 坐标即已装定好。A. 左右回转架；B. X 值放大图。

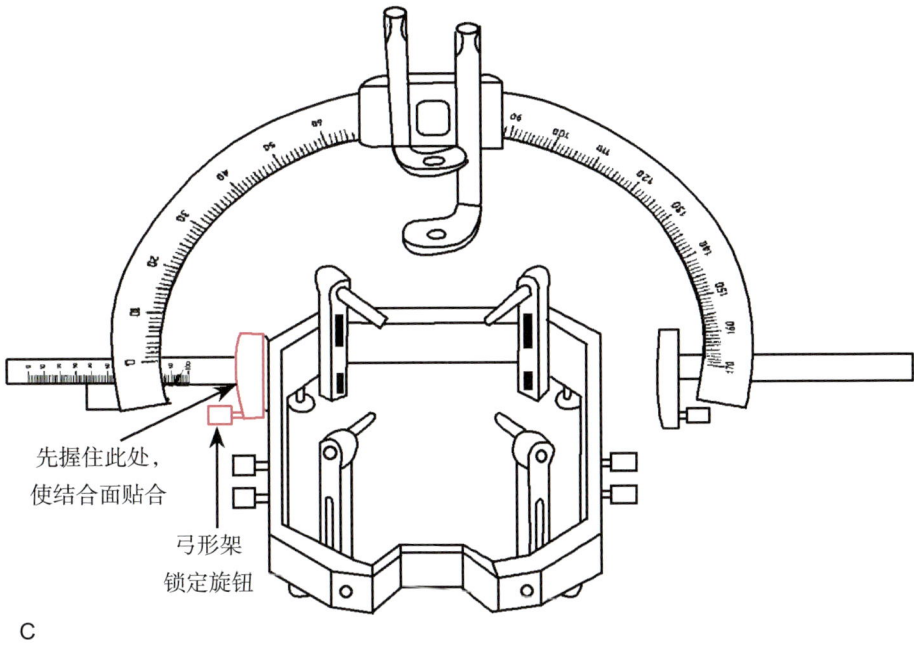

先握住此处，
使结合面贴合

弓形架
锁定旋钮

C

图 4-5-4　弧弓安装在基座上（续）

C. 弓形架贴合面。

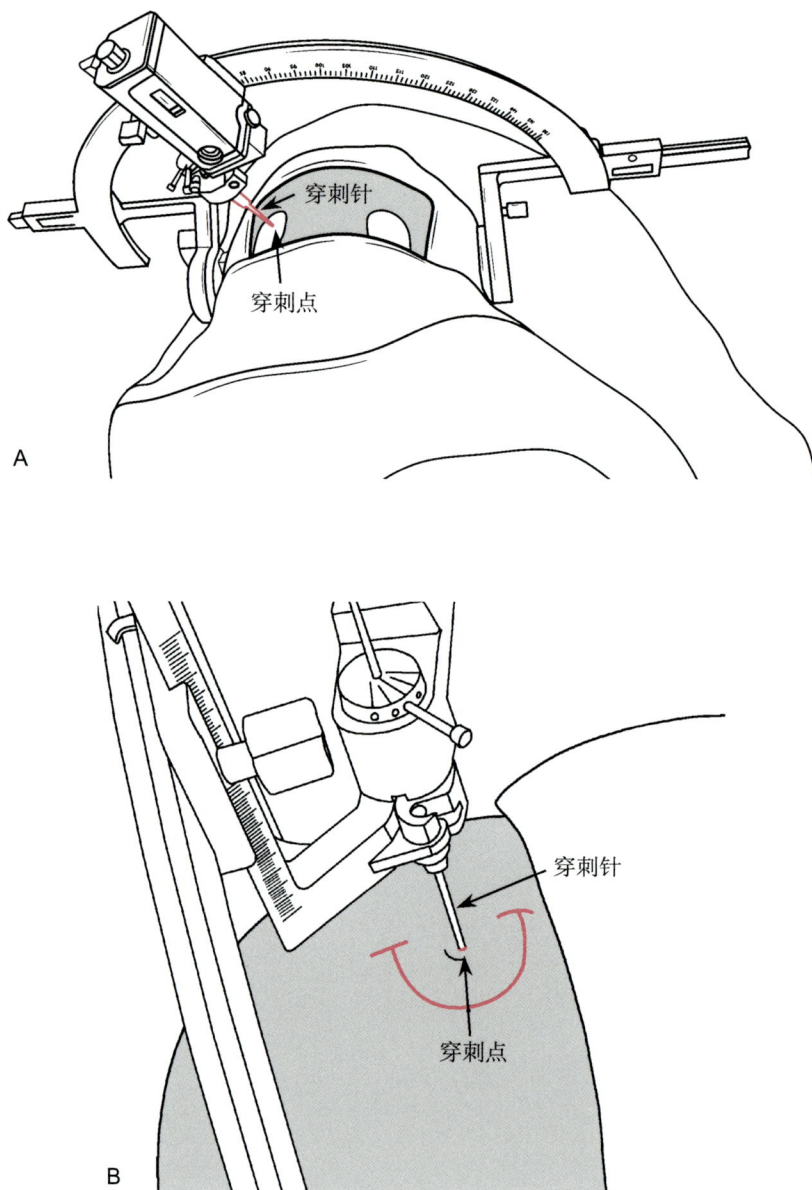

图 4-5-5　穿刺针标记穿刺点

A. 整体观；B. 局部观。

三、注意事项

手术靶点的计划路径是经过精心设计的，能有效保障电极避开脑沟血管及侧脑室等。为避免手术切口或钻颅孔导致路径明显偏离，笔者强烈建议，在设计切口及钻取颅孔时，安装头架以精准定位路径的头皮投影点及颅骨投影点，保证手术切口内颅骨位置精准、合适。且为了避免重复调节参数耗费时间，笔者建议弧弓参数调节顺序为：

1. 调节第一侧参数定位头皮投影点。
2. 调节第二侧参数定位头皮投影点。
3. 切开双侧头皮后沿用前数值定位第二侧颅骨投影点。
4. 调节第一侧参数定位颅骨投影点。
5. 精准钻取颅孔，脑膜及皮层造瘘完成后沿用前数值植入第一侧电极。

第六节
切口麻药注射

一、目的

手术切口局部浸润麻醉，同时增加等比例的盐酸肾上腺素，减少切皮时出血。

二、方法

对双侧切口行局部浸润麻醉，仍建议采用 10mL（或 20mL）注射器配 1mL 注射器针头，减少局麻后针眼渗血（图 4-6-1）。局麻药物配方：20mL 利多卡因（10mL：0.2g）+10mL 罗哌卡因（10ml：75mg）+30mL 生理盐水 +6 滴盐酸肾上腺素。全麻的患者可行 60mL 生理盐水加 6 滴盐酸肾上腺素，切口周围行局部浸润。

三、注意事项

1. 除切口本身，切口周围的皮下隧道及囊袋区域同样需局麻到位。

2. 置入穿刺针前务必再双人核对靶点坐标数据以及头架设定的固有深度值是否准确，如 LEKSELL 头架，使用 Alpha-Omega 微电极记录时，仪器止位杆（短杆）刻度设置 +30mm 处。

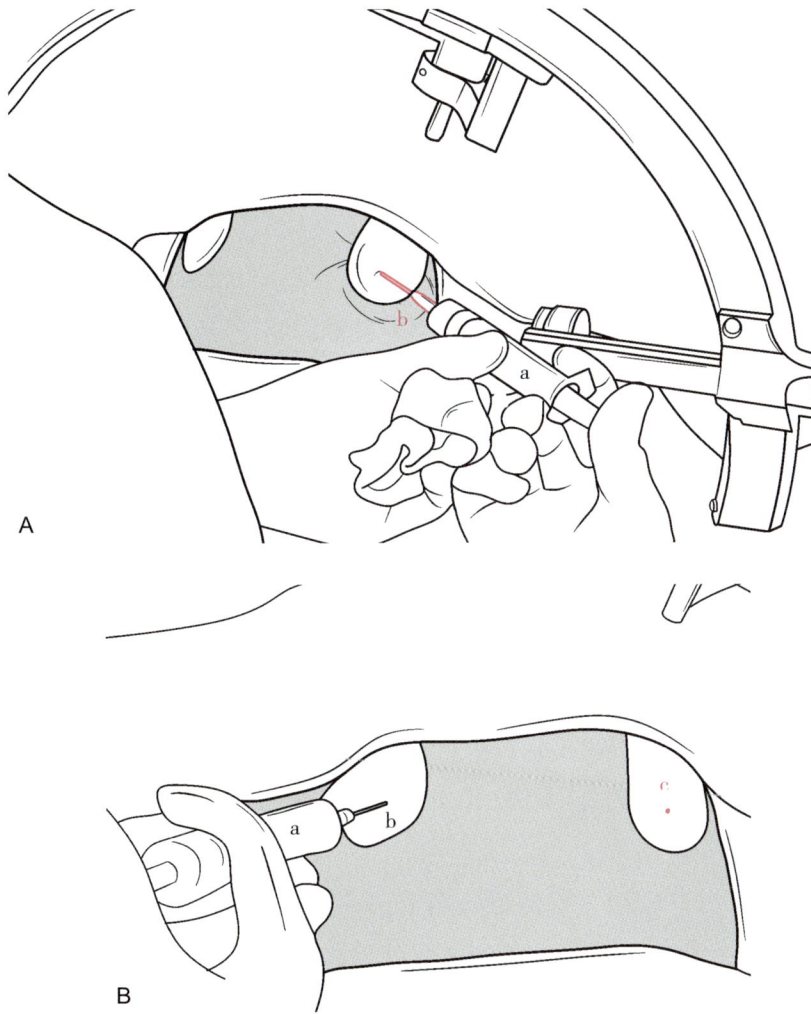

a: 20mL 注射器；b: 1mL 注射针头；c: 穿刺点。

图 4-6-1　切口注射局麻药物

A. 整体观；B. 局部观。

第七节
手术切口

一、目的

设计大小范围适中、不影响皮瓣血供、能有效分散皮肤张力的手术切口。

二、方法

位置一般在鼻根向后 10~12cm，中心旁开 3.5cm。目前多使用坐标定位电极植入点后个体化确定切口范围。

目前被应用的手术切口有如下四种：双直切口、单一冠状切口、双弧形向前切口和双弧状向外切口（图 4-7-1~ 图 4-7-4）。

弧形切口目前更常用。其优点：张力小，血供丰富，不容易感染，缺点：手术速度减慢和损伤增大。直行切口的优点为：速度快，出血少，损伤小。但其缺点有：切口下即是电极锁，张力大，血供差，易感染。

先在皮肤上做好切口标记，双侧额部各切开一长约 5cm 的弧形切口，剥离骨膜暴露颅骨，双侧皮瓣向大脑中线或额前部以 7 号线缝扎，悬吊，达到显露手术视野的目的（图 4-7-5）。

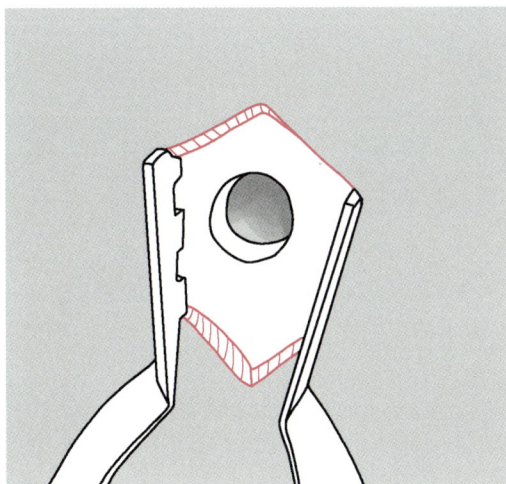

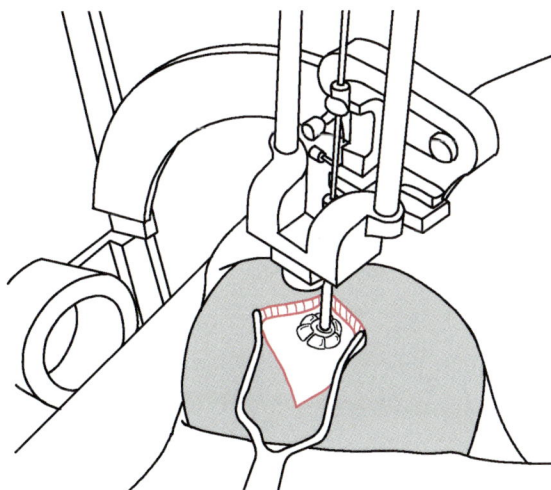

图 4-7-1　双直切口

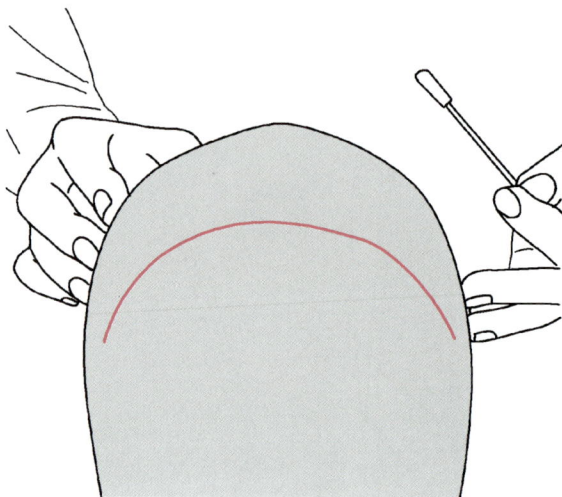

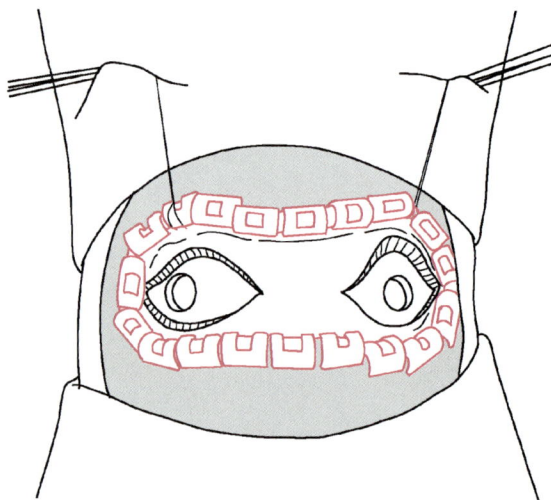

图 4-7-2　冠状切口

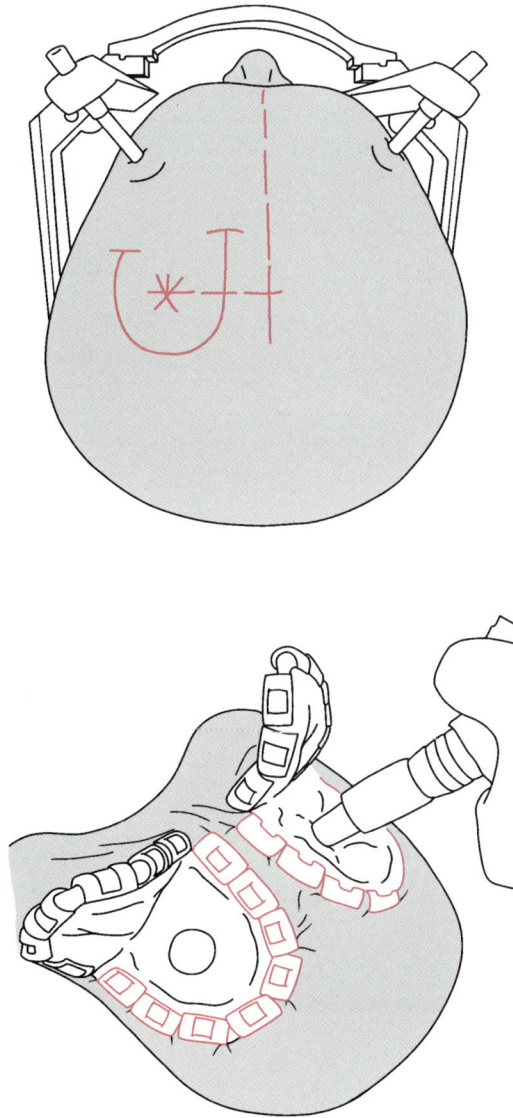

图 4-7-3　双弧向前切口

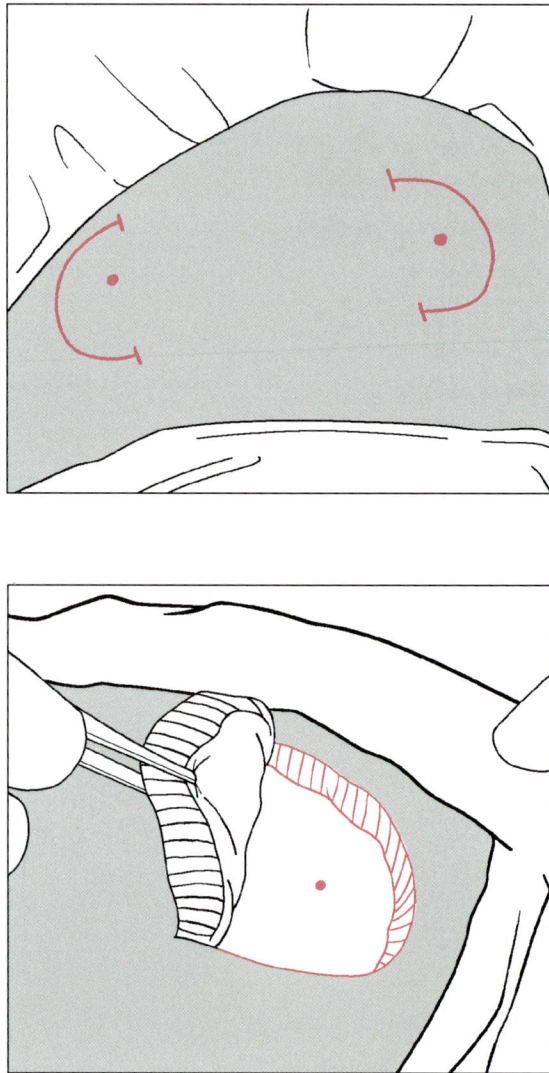

图 4-7-4 双弧状向外切口

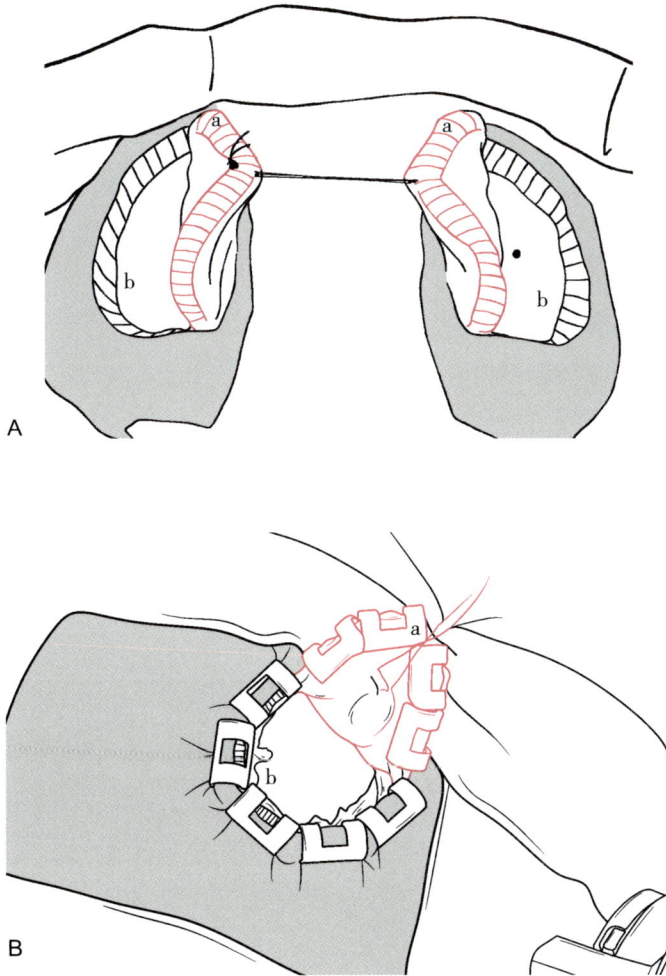

a：悬吊的皮瓣；b：手术视野。

图4-7-5　悬吊

暴露手术视野。双侧皮瓣向大脑中线或额前部缝扎，悬吊，
显露手术视野。A.中线悬吊；B.前侧悬吊。

三、注意事项

切口中心应与路径各投影点重合，范围不宜过小，除直切口外，其他切口尽量使电极锁的基环和环绕线被皮瓣完全覆盖，避免切口正对植入物，影响伤口愈合。切口尺寸一般右侧略大于左侧，便于与延长线连接。皮瓣悬吊一般不要过深，以免污染针线。

第八节
颅骨钻孔

一、目的

精准钻取与设计靶点路径相一致的颅孔。

二、方法

安装弧弓，置入穿刺针。首先在头架上调出第二侧靶点参数确定路径的颅骨投影点，用马克笔做标记（图 4-8-1A）。再在头架上调出第一侧靶点参数，同法标记第一侧路径的颅骨投影点。撤除弧弓。以双侧标记点为中心，先用磨钻精确定点后换电钻或手摇钻钻取直径 14mm 的颅孔（图 4-8-1）。

三、注意事项

1. 钻孔时助手应托住患者头部，避免由于头钉受力过大导致头架滑脱，使手术失败。
2. 磨钻钻孔时磨钻钻头须垂直于骨面，避免钻头打滑，颅孔偏移。
3. 14mm 手摇钻或电钻扩大颅孔暴露充足的硬膜面后，再柔和摇动手摇钻或电钻 3~5 圈至无新的骨渣生成，此时颅孔孔壁光滑无棱（图 4-8-2），避免电极锁基环嵌入不完全，导致部分边缘翘起的现象。

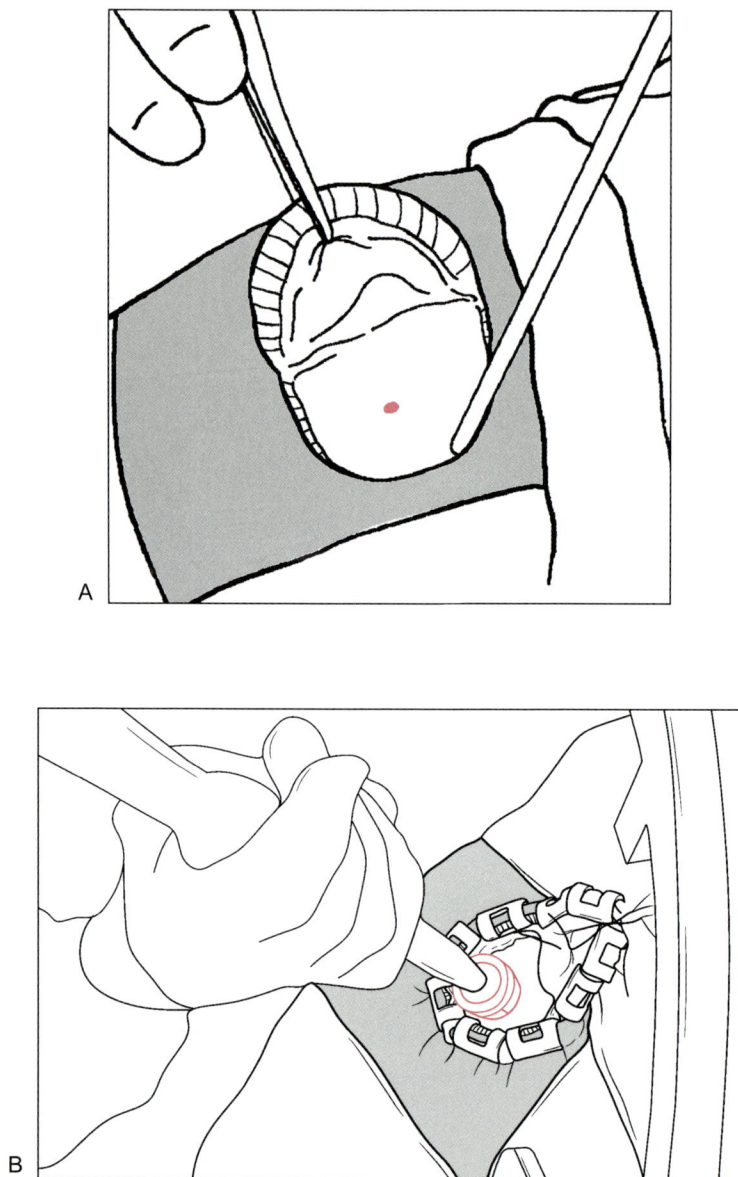

图 4-8-1　颅骨钻孔过程

A. 确定路径的颅骨投影点；B. 磨钻精确定点。

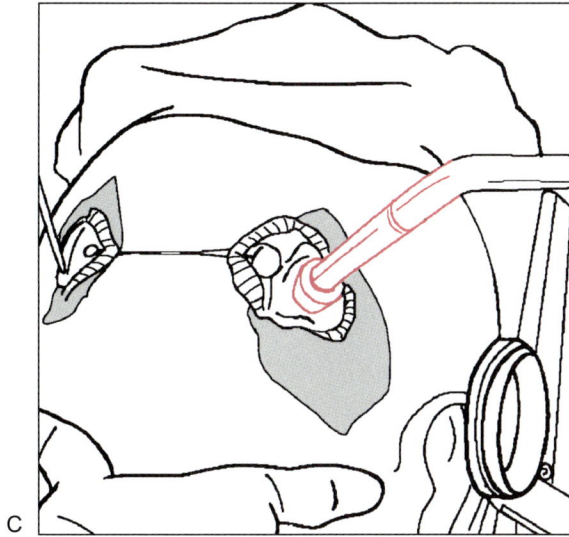

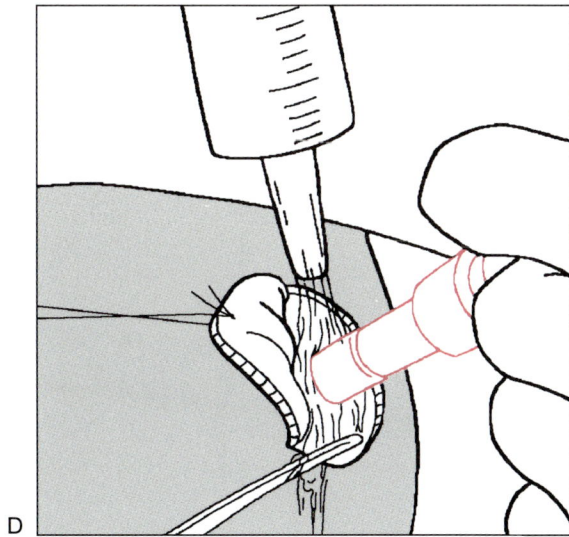

图 4-8-1　颅骨钻孔过程（续）

C. 手摇钻钻取直径 14mm 的颅孔；D. 电钻钻取直径 14mm 的颅孔。

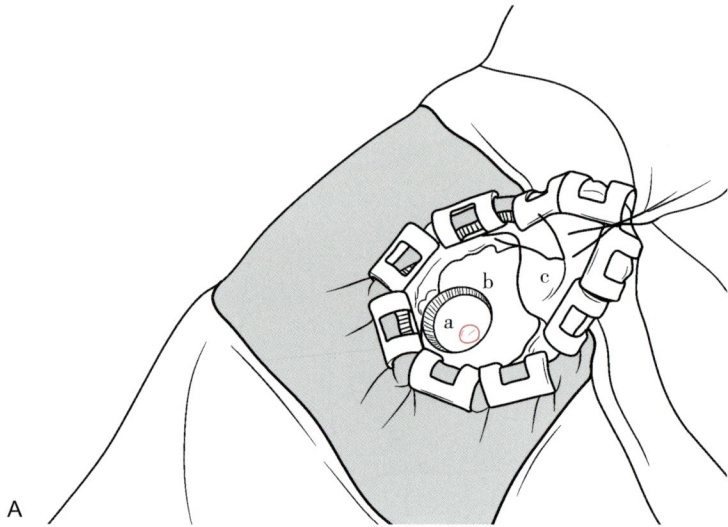

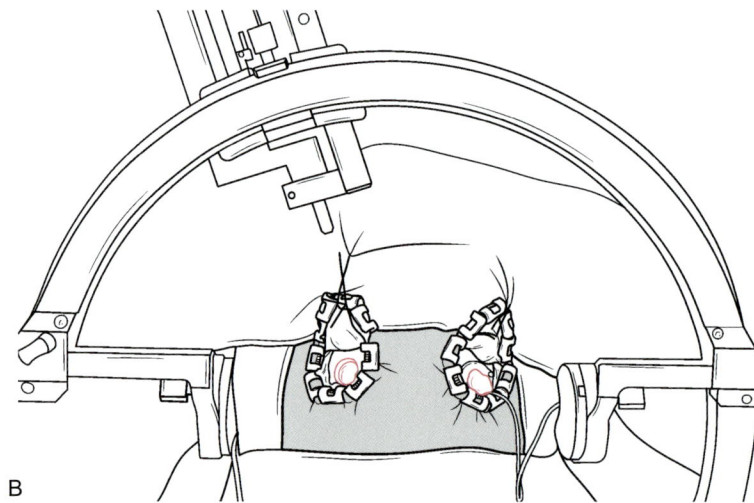

a：硬膜；b：颅骨孔；c：皮瓣。

图 4-8-2　暴露充足的硬膜面

A. 钻好的颅骨孔；B. 暴露硬膜。

第九节
安装电极锁基座

一、目的

电极锁基环是固定电极的基础构架。

二、方法

彻底清除颅孔骨渣，电凝硬膜及骨缘涂抹骨蜡止血后，将电极锁基环嵌入颅孔内，调整基环方向朝向内上方或双侧斜上方，并契合颅骨表面弧度，钛钉固定基环（图 4-9-1）。

三、注意事项

钛钉应垂直于骨面旋进，避免钉体歪斜。钛钉旋进过程中避免用力过大，螺丝锥误入骨孔刺入脑内。

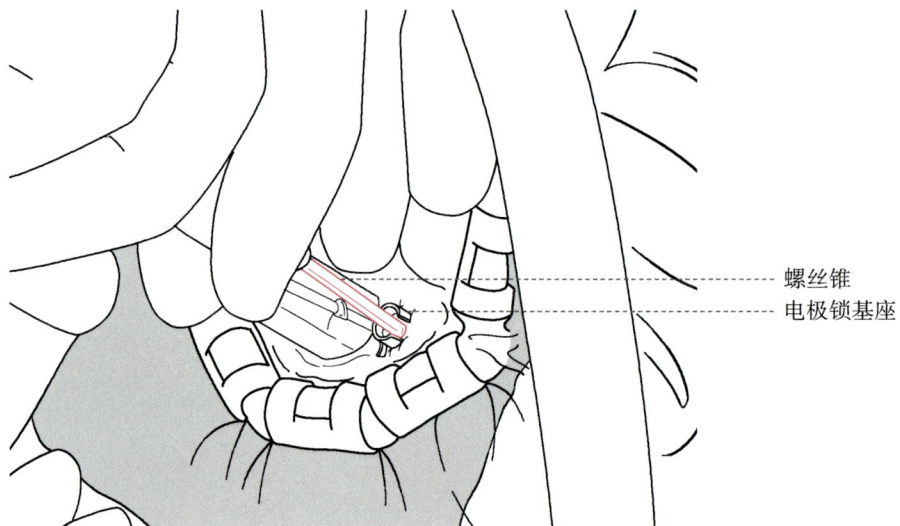

图 4-9-1　安装电极锁基座

钛钉应垂直于骨面旋进。

第十节
安装微型推进器和电极转接线

一、目的

安装微型推进器及电极转接线，引导微电极向靶点方向穿行并进行微电极记录。

二、方法

连接微型推进器的电源导线及电生理导线，将微型推进器与导向基座紧密连接固定（图 4-10-1）。调节设置微型推进器初始刻度（通常 STN 初始刻度为 10mm 处，GPi 初始刻度为 15mm 处），并双人核对。

三、注意事项

在微型推进器与导向基座紧密捏合固定前，应将电源导线及电生理导线与微型推进器上的对应接口连接妥当，避免弧弓被连接导线的动作晃动头架。

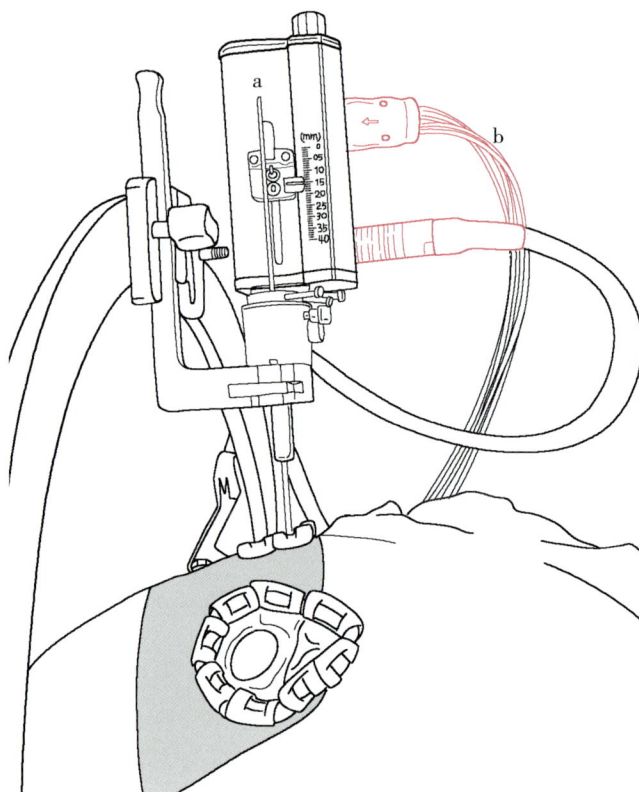

a：微电极推进器；b：电极转接线。

图 4-10-1　安装微电极推进器和电极转接线

第十一节
切开硬膜

一、目的

目前有两种方法：穿刺针电凝行脑皮层造瘘和直接切开硬膜脑皮层造瘘，需避免脑穿刺针推挤脑组织造成损伤及移位。

二、方法

硬膜切开方法：尖刀"十"字切开硬脑膜，双极烧灼硬膜，避开脑沟和皮层静脉，将蛛网膜电凝焊接在软脑膜上，锐性切开软脑膜进行脑皮层造瘘。

穿刺针电凝：以低剂量单极灼烧穿刺针行皮层造瘘（图 4-11-1）。

注射蛋白胶封堵颅孔以减轻脑脊液丢失及颅内积气（图 4-11-2）。

三、注意事项

1. 硬脑膜切开直径约 5mm 即可，无须切开过大增加脑脊液丢失及颅内积气。

2. 切开硬膜时保留蛛网膜完整，将蛛网膜用双极电凝低电量焊接在软脑膜上形成一体后，切开焊接范围以内软脑膜进行脑皮层造瘘，可明显减轻术中脑脊液流失。

3. 采用硬膜细小切口（约 1mm）以及以单极灼烧穿刺针行皮层造瘘等方式，需注意皮层太小切口有可能穿刺针进入时拉动脑组织造成损伤及移位。单极放电模式对皮层下血管，有造成脑出血的风险。

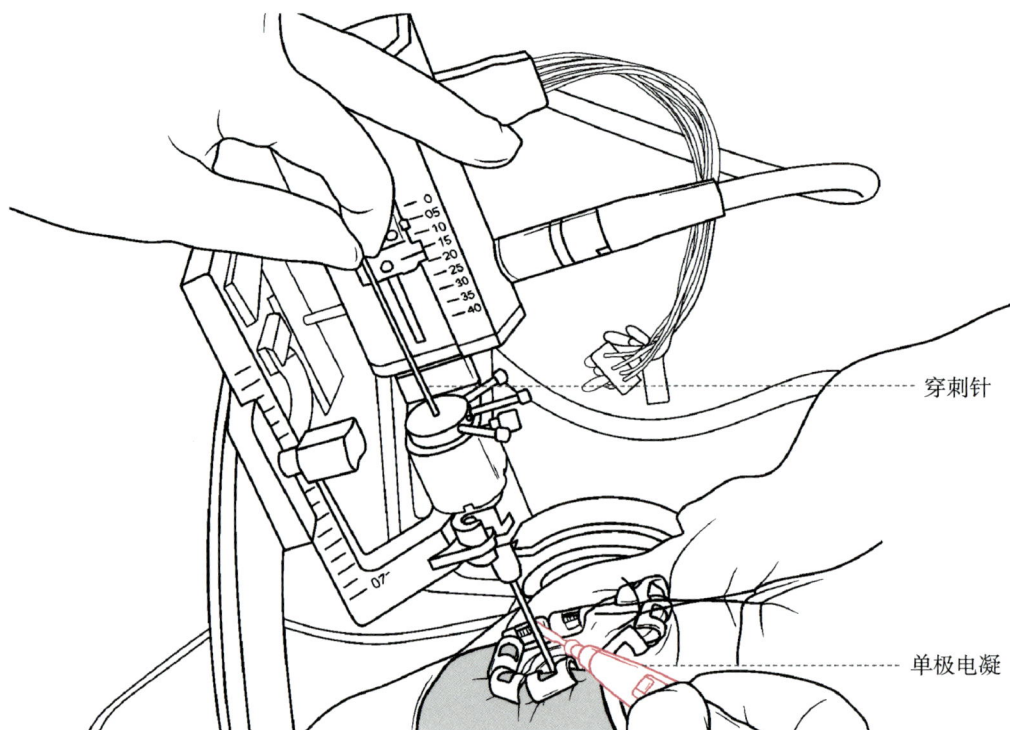

穿刺针

单极电凝

图 4-11-1　穿刺针电凝，行脑皮质造瘘

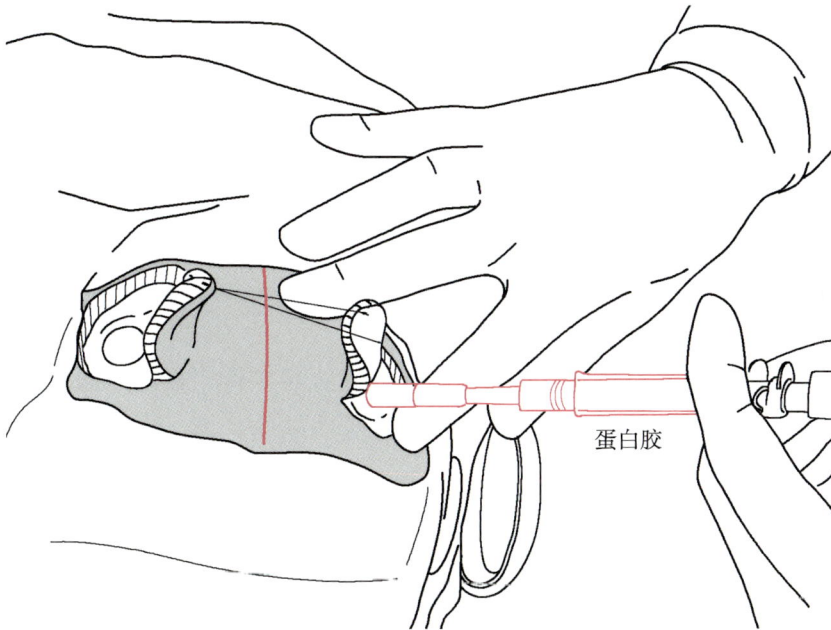

蛋白胶

图 4-11-2　注射蛋白胶封堵颅孔

第十二节
植入套管

一、目的

穿刺针穿刺脑组织形成隧道，留置的穿刺针外套管用于电生理微电极及治疗电极的置入。

二、方法

再次双人核对手术第一侧靶点参数无误后，置入穿刺针，推动穿刺针针芯，缓慢螺旋穿刺进针（图 4-12-1），留置穿刺针外套管并固定，拔除针芯，确认针芯干净及套管没有渗血。

三、注意事项

1. 因脑组织有一定的弹性，穿刺针在前进时需同时推动针芯和外套管，保持针芯完全进入外套管内，避免针芯回缩外套管前端切割脑组织造成脑出血。

2. 置入穿刺针前务必再双人核对靶点坐标数据以及头架设定的固有深度值是否准确，如 LEKSELL 头架，使用 Alpha-Omega 微电极记录时，仪器止位杆（短杆）刻度设置 +30mm 处。

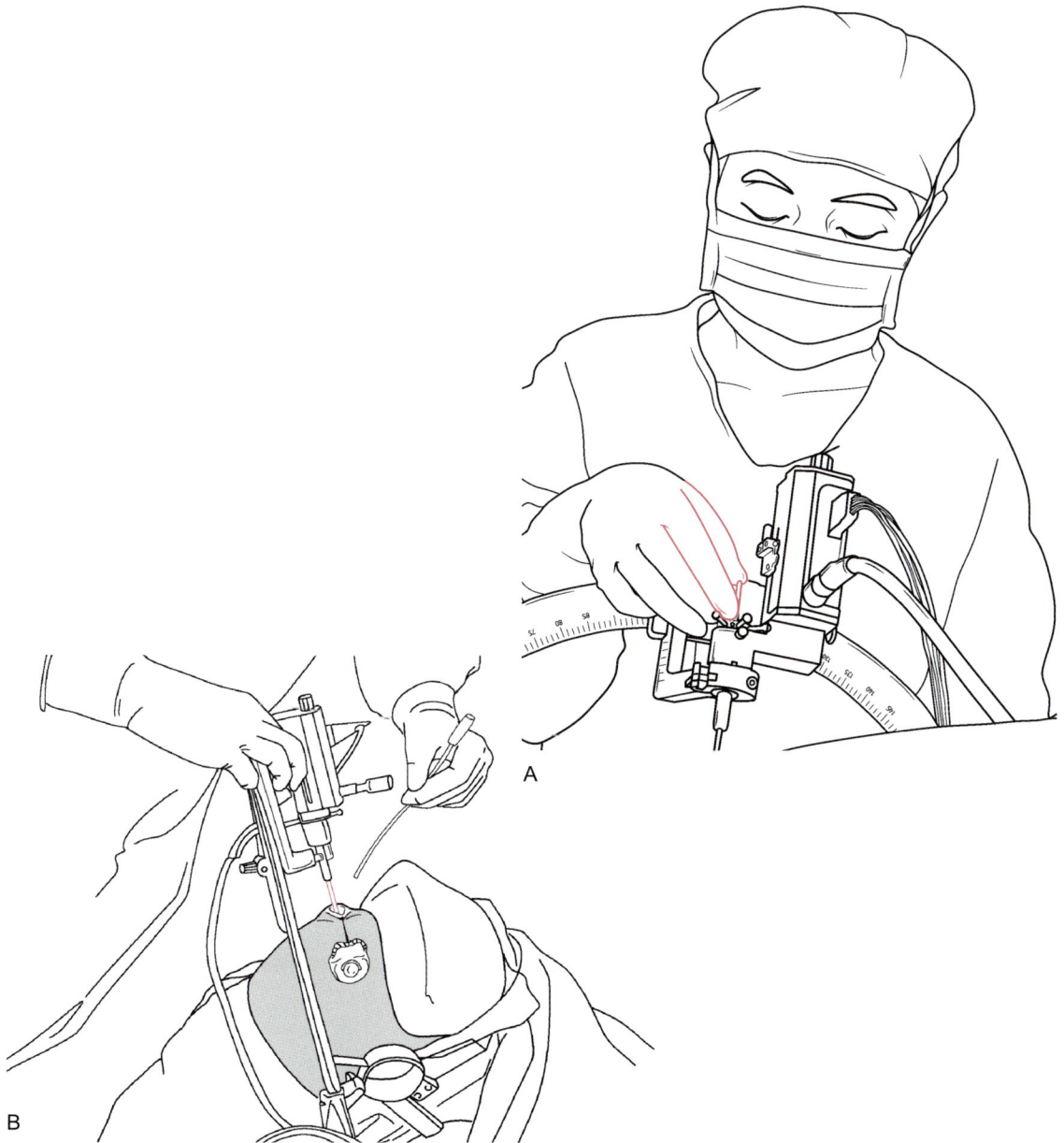

图 4-12-1　螺旋旋转穿刺针

A. 推动针芯和外套管缓慢旋转穿刺针方法手部局部观；B. 缓慢旋转穿刺针方法整体观。

第十三节
安装微电极固定器

一、目的

安装微电极固定器，引导微电极的置入及固定。

二、方法

轻柔安装微电极固定器（图 4-13-1），避免晃动弧弓。

三、注意事项

安装微电极固定转接头时须动作轻柔缓慢，此时穿刺针外套管已置入脑内，如果弧弓晃动明显，可能带动外套管损伤深部脑组织。

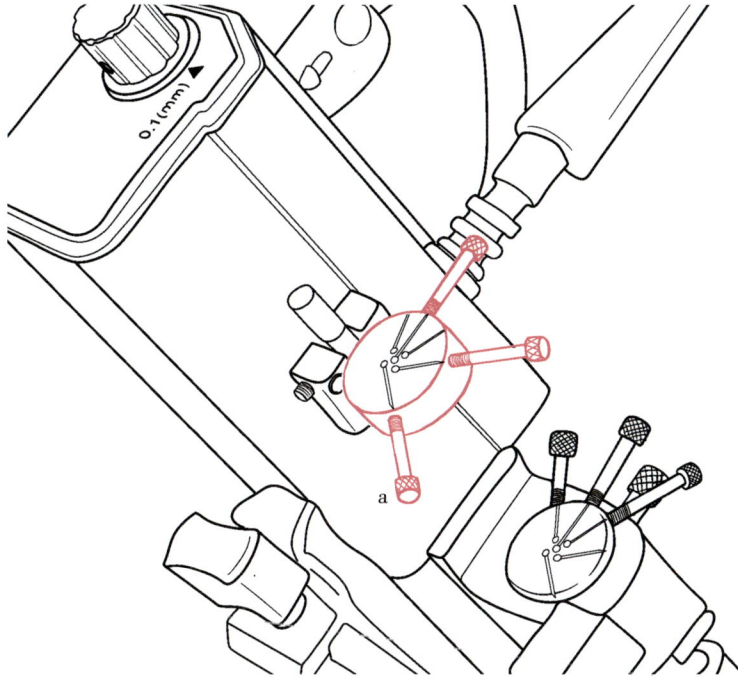

a：微电极固定器。

图 4-13-1　安装微电极固定器

第十四节
置入微电极

一、目的

置入微电极，用于记录脑深部核团神经元放电。

二、方法

确认微电极针丝活动通畅，针丝尖端无弯曲，将微电极针丝退入其套管内，沿固定器对应孔洞及穿刺针外套管置入微电极（图 4-14-1A），固定后再推进针丝。连接微电极导线，地线连接穿刺针外套管，从初始刻度开始逐步推进微电极（图 4-14-1B）。

三、注意事项

置入微电极前应检查针丝活动是否通畅及尖端有无弯曲，如针丝尖端弯曲，置入后很可能损伤脑组织造成出血。针丝尖端柔软，用于精细记录深部核团放电，在置入微电极过程中应将针丝退入微电极套管内，当微电极在固定器处固定完毕后，再推进针丝用于记录信号。

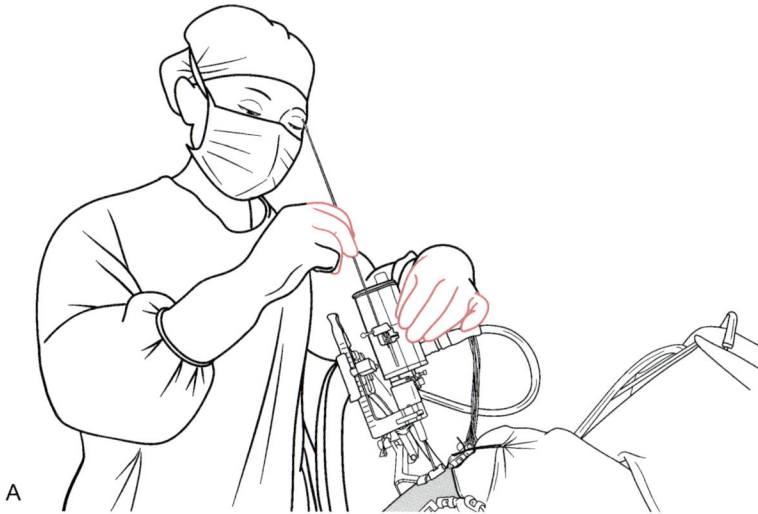

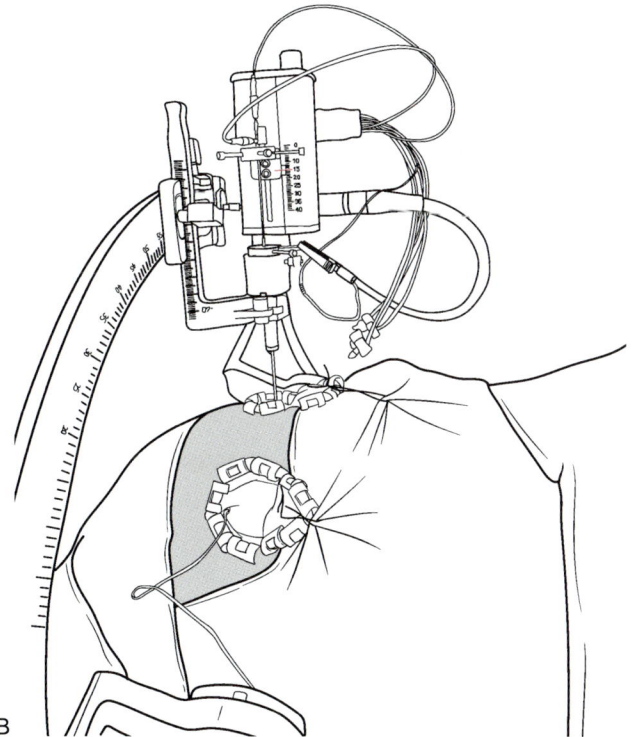

图 4-14-1　置入微电极和微电极连接
A. 置入微电极；B. 完整的微电极连接。

第十五节
微电极信号记录

一、目的

记录不同部位的神经元细胞放电，分辨核团边界（图 4-15-1）。

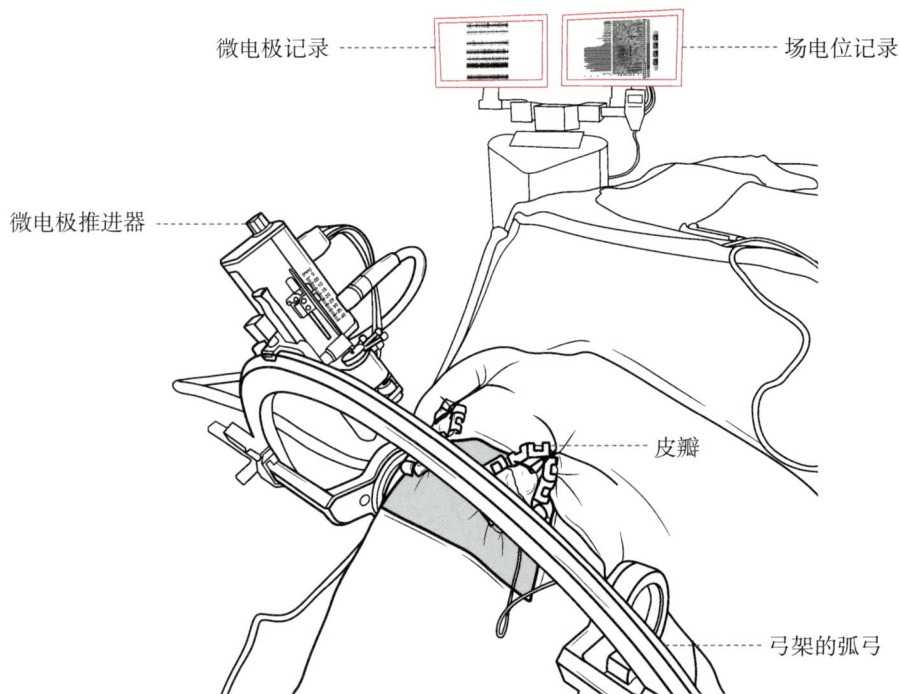

图 4-15-1 微电极记录整体观

二、方法

从靶上区域（通常 STN 为靶上 10mm，GPi 为靶上 15mm）开始缓慢推进微电极，记录不同位置的神经元细胞放电，包含微电极记录（STN，图 4-15-2）（GPi，图 4-15-3）和场电位记录结果（图 4-15-4）。将结果记录在"DBS 术中记录单"。

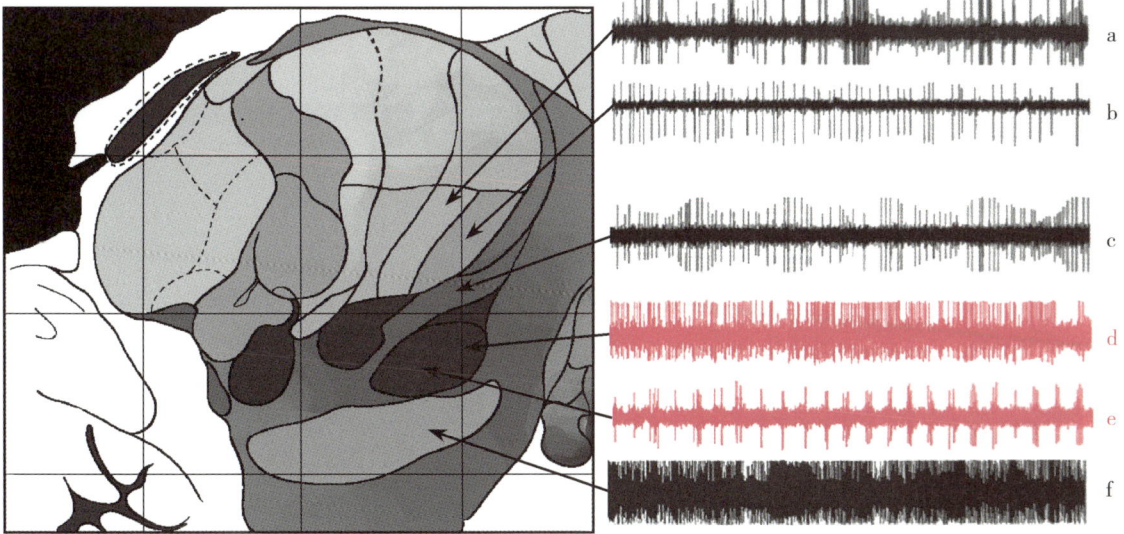

a：丘脑腹嘴前核团暴发性神经元放电；b：丘脑网状核低频放电；c：未知带神经元放电；d：丘脑底核震颤细胞；e：丘脑底核高频放电；f：黑质网状部神经元放电。

图 4-15-2　帕金森病丘脑底核手术不同核团电生理特点

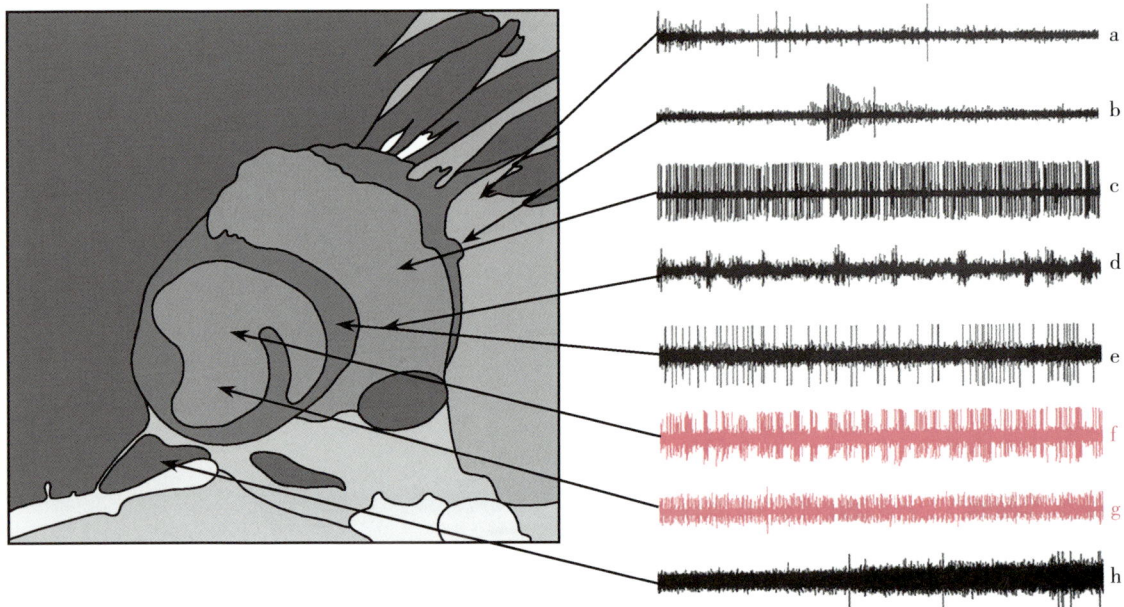

a：纹状体爆米花样放电；b：边界细胞；c：苍白球外侧部爆发细胞；d：苍白球外侧部暂停细胞；e：髓板神经元放电；f：苍白球内侧部震颤细胞；g：苍白球内侧部高频放电；h：视束。

图4-15-3　帕金森病苍白球内侧手术各个核团的电生理特点

三、注意事项

在手术开始前，术者应告知麻醉医师使用代谢快、对神经元放电影响小的麻醉药物进行麻醉。进行微电极记录前 5 分钟，术者应提醒麻醉医师适当减少或停用部分麻药，避免对神经元放电产生明显抑制。在进入核团前，微电极每次推进长度可设置为 1mm，当进入核团内、出现明显神经元放电时，每次推进长度可调整为 0.5mm。

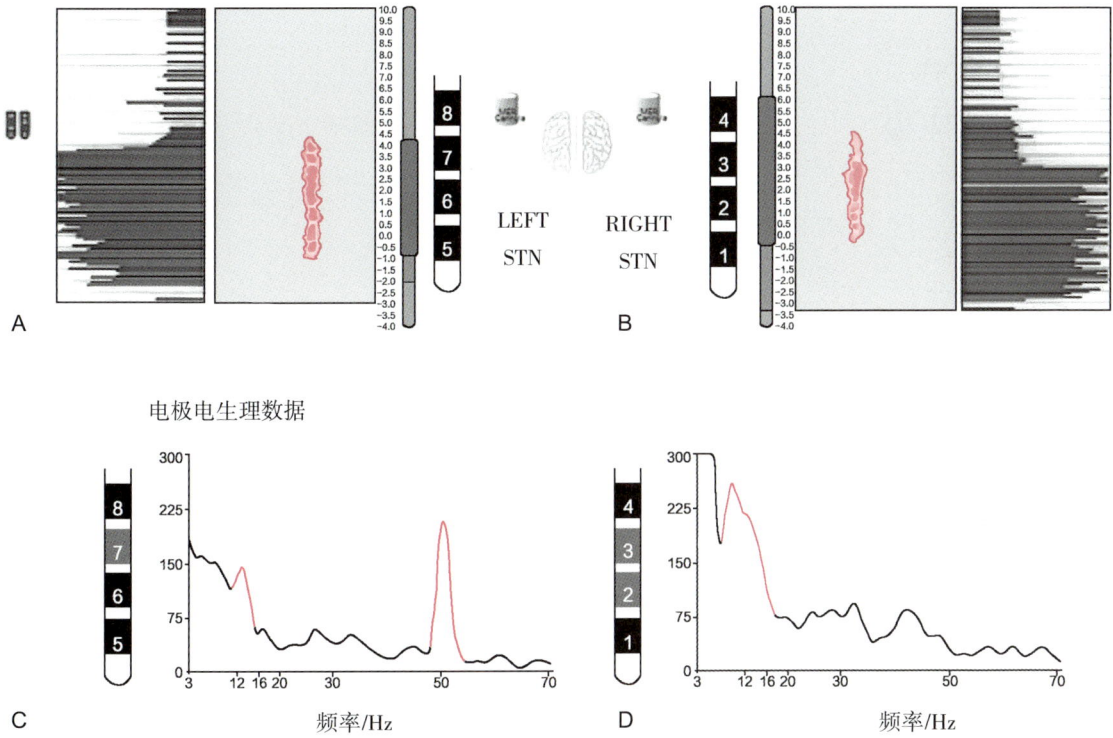

电极电生理数据

图 4-15-4　帕金森病场电位特点

A. 左侧丘脑底核场电位长度；B. 右侧丘脑底核场电位长度；C. 左侧丘脑底核场电位波谱；D. 右侧丘脑底核场电位波谱。

ER4-15-1
微电极记录

第十六节
植入宏电极

一、目的

植入宏电极，即治疗电极。

二、方法

术者按术中电生理信号分辨核团边界，选取合适的电极植入深度，取下微电极及固定器，安装宏电极固定器（图 4-16-1），植入宏电极（图 4-16-2）。

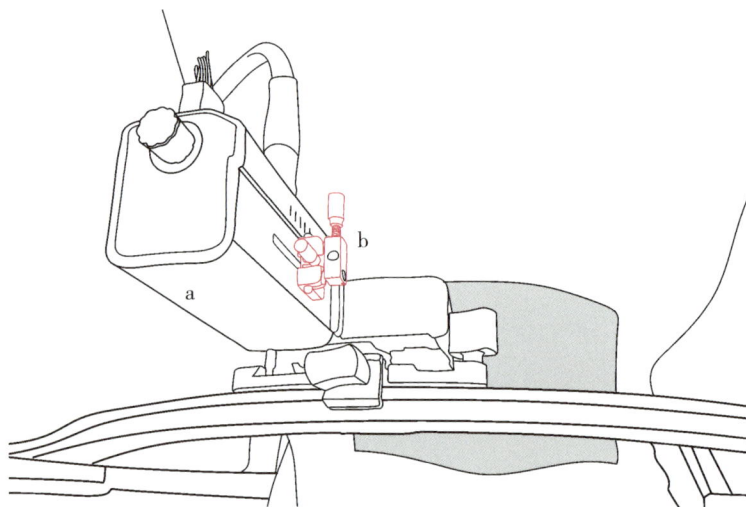

a：微电极推进器；b：电极固定器。

图 4-16-1　安装电极固定器

三、注意事项

宏电极植入前一定要测量，测量宏电极最前面一个电极触点的前缘对准237mm处（标有小花）（图4-16-2A）。平放和直立均要对准237mm处（图4-16-2B）。测量宏电极过程中，避免误差需要双人核实刻度，各个固定点松紧适当（图4-16-3），过松容易操作中出现滑动，过紧有可能损伤电极（图4-16-4）。如植入产品为美敦力SENSIGHT方向性电极，建议带有标记的电极植入右侧脑内。

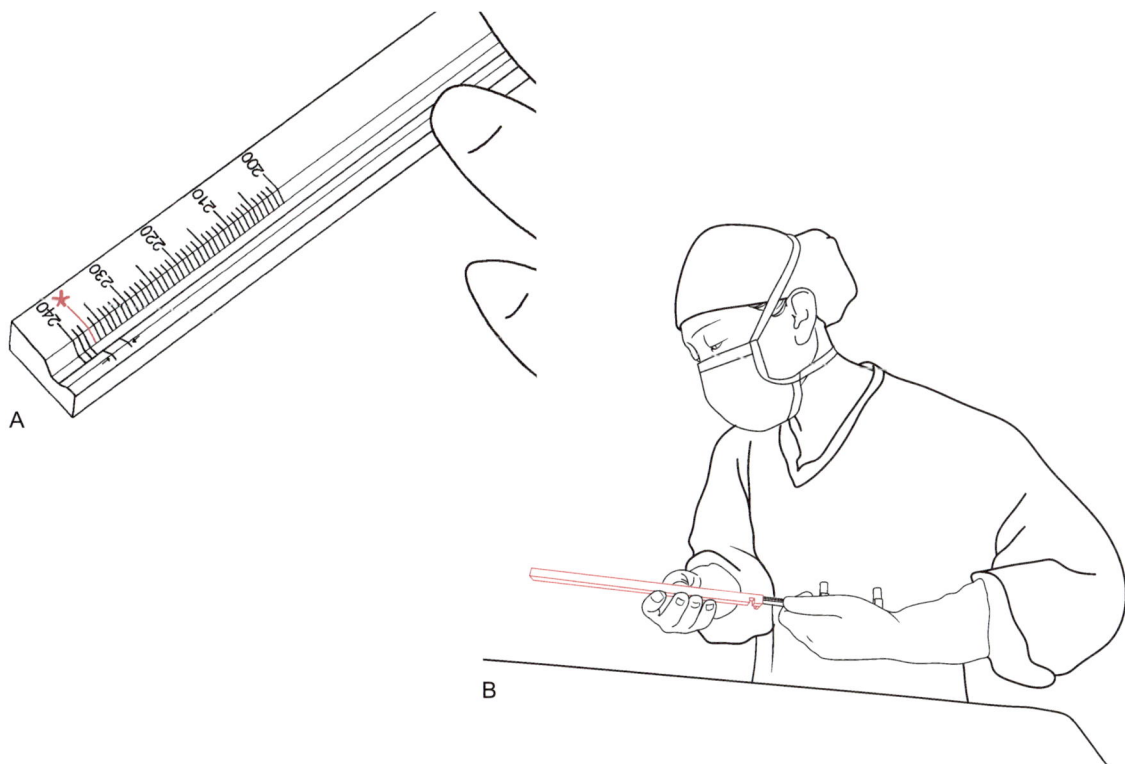

图4-16-2　测量电极

宏电极最前面一个电极触点的前缘对准237mm处（*）。A.水平测试；B.竖起测试。

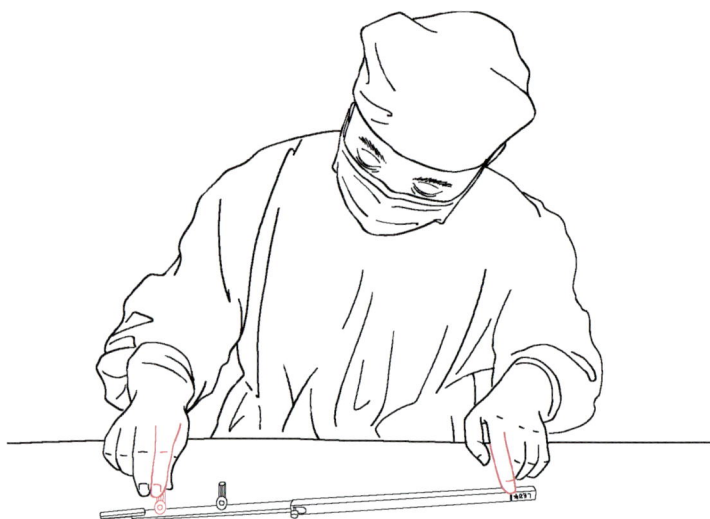

图 4-16-3　固定点松紧适当

宏电极

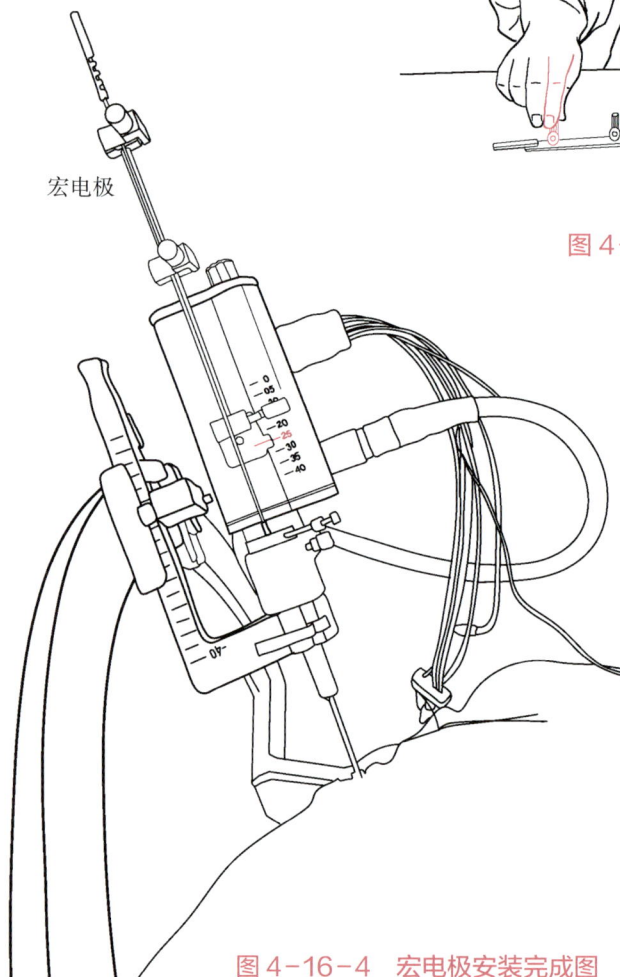

图 4-16-4　宏电极安装完成图

第十七节
测试阻抗

一、目的

检测宏电极电阻（图 4-17-1），确定电极无故障。

二、方法

使用程控仪读取电极阻抗，正常电极阻抗，单极 200~3 000Ω、双极 200~4 000Ω。

三、注意事项

连接阻抗测试线后应持住接头，避免弯曲电极造成颅内电极长度缩短。

测试线

程控仪

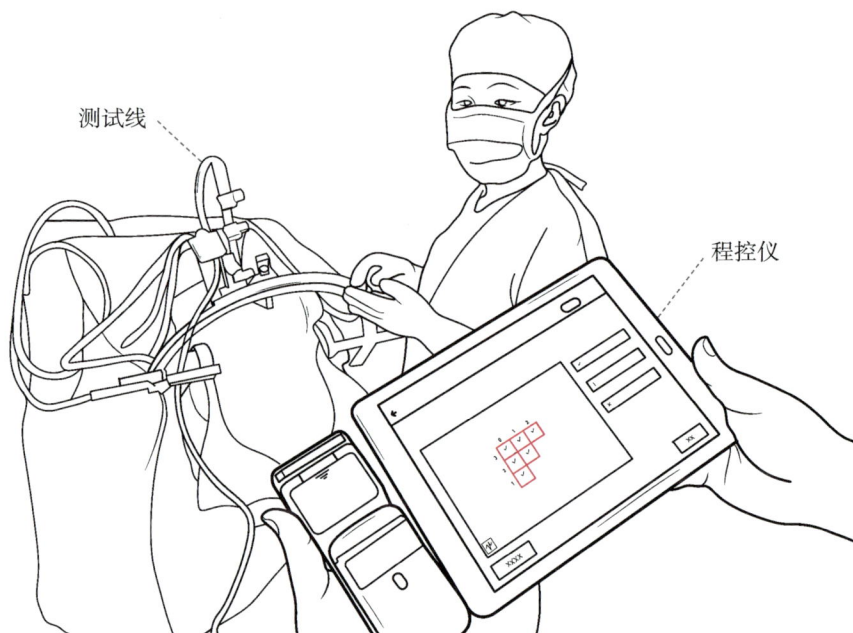

图 4-17-1　测试宏电极阻抗

ER4-17-1

宏电极测量

第十八节
局麻手术患者可进行术中临时刺激

一、目的

对于局麻患者，给予临时刺激测试疗效（使用微电极或宏电极）。

二、方法

设置临时刺激参数，给予刺激后对比患者刺激前后的肢体活动情况，如对侧肢体震颤幅度减缓或停止，肌张力检测变低，运动缓慢改善等（图 4-18-1），并观察刺激参数过高后有无严重不良反应。如患者刺激疗效显著，无严重不良反应，表明宏电极植入位置合适。

三、注意事项

临时刺激旨在检验电极植入的有效性，给予刺激后患者症状改善且无严重不良反应即表明电极植入有效。对于部分症状复杂的患者，可能需要术后程控精细设计刺激参数及刺激模式才能达到最佳疗效。术中临时刺激无须过分追求对症状的彻底缓解。

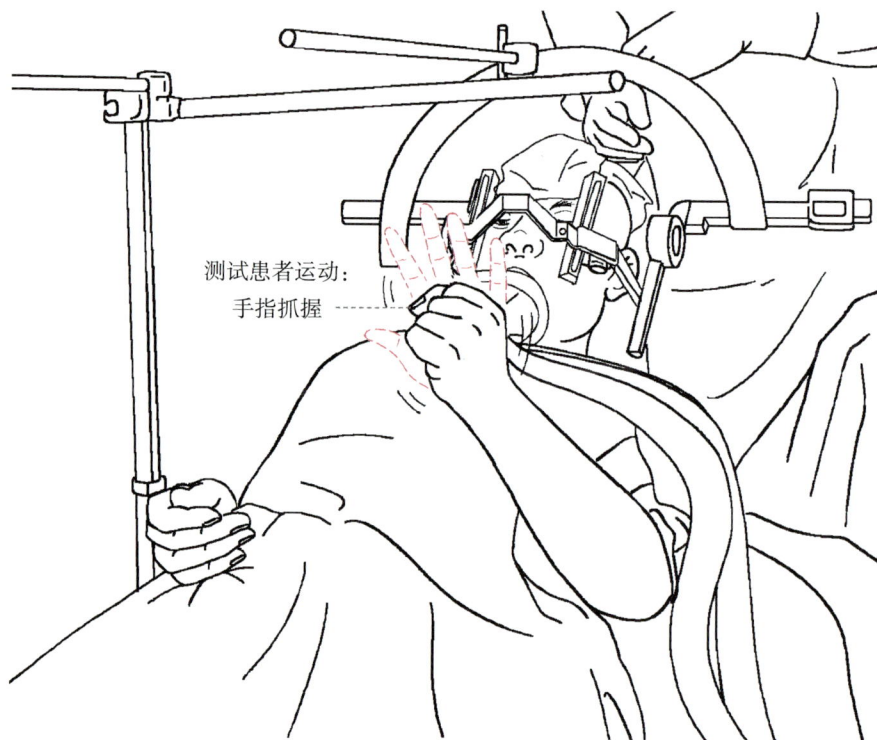

测试患者运动：
手指抓握

图 4-18-1　术中临时刺激

第十九节
安装电极固定装置

一、目的

固定电极导线颅内段，避免脱出或移位。

二、方法

由于产品公司不同，电极固定一般有两种。其一美敦力品驰是在颅孔基环上安装电极锁。马克笔标记电极锁处的电极位置，保护钳夹住电极根部，拔除电极内芯，退出穿刺针外套管（图4-19-1），推动电极锁关节卡紧电极（图4-19-2）。电极锁盖将电极固定于基环。其二是景昱电极固定装置，采用的是一种特质橡胶塞围绕穿刺针外套管嵌入基环内，随后压住橡胶塞退出穿刺针的外套管，橡胶塞将自动卡紧电极，同上马克笔标记电极锁处位置，保护钳夹住电极根部，拔除电极内芯。

三、注意事项

在退出穿刺针外套管时，须注意套管回退方向与穿刺方向保持一致，使外套管内壁与电极间平滑无摩擦，电极颅外裸露段平直，避免外套管带动电极导线脱出或弯曲电极导线致颅内段回缩变短。

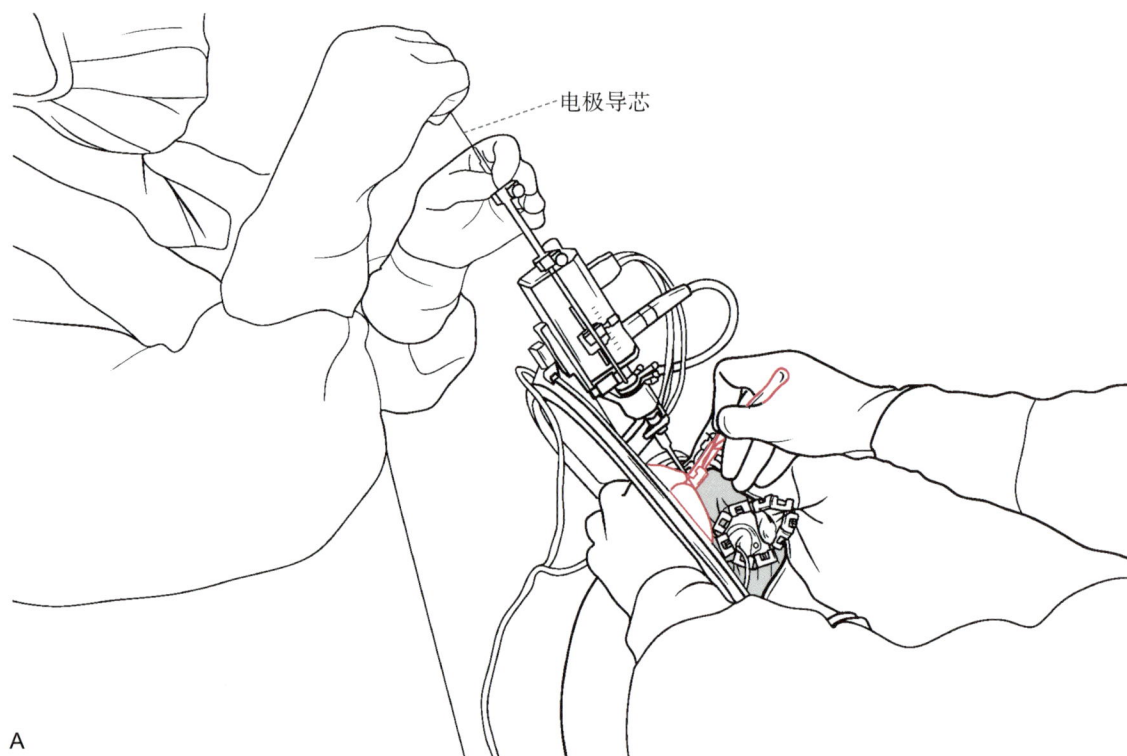

电极导芯

A

图 4-19-1 拔除电极导芯及外套管

A. 拔出导芯。

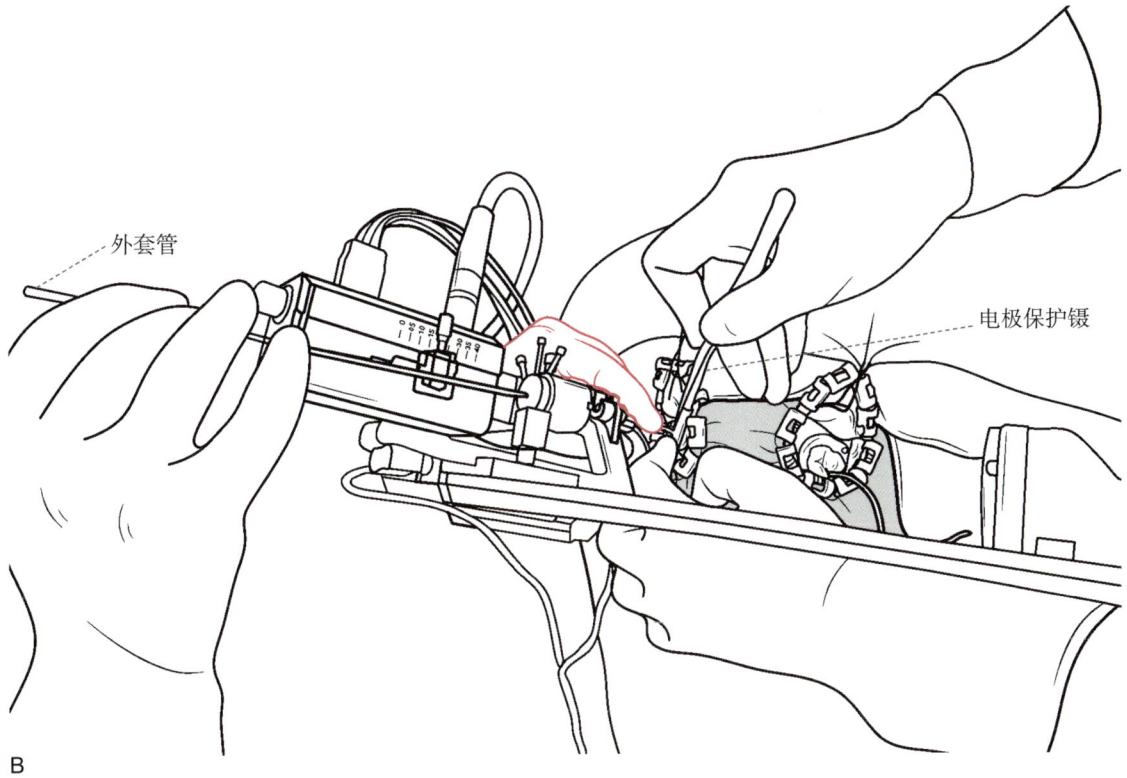

外套管

电极保护镊

B

图 4-19-1　拔除电极导芯及外套管（续）

B. 拔出外套管。

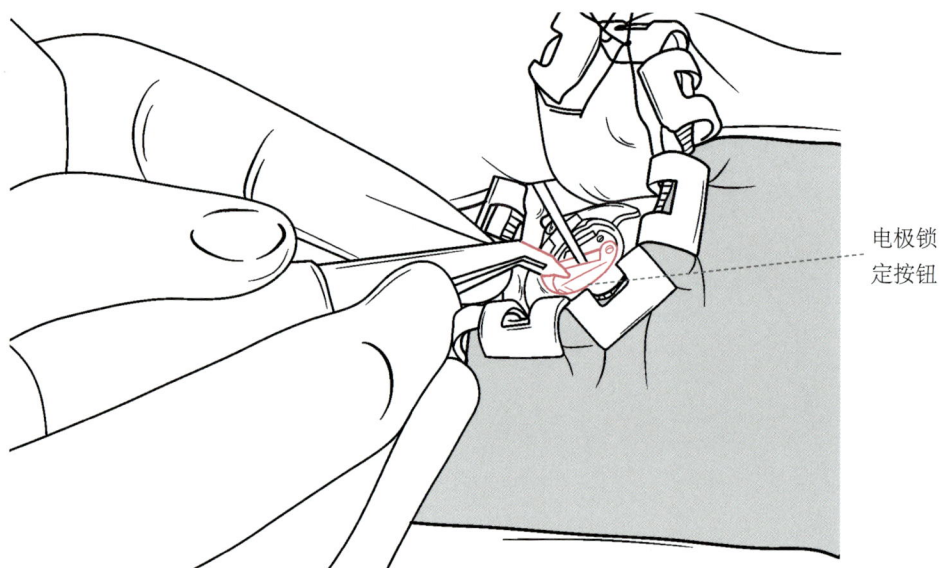

电极锁
定按钮

图 4-19-2　锁定电极方法

第二十节
锁盖固定电极

一、目的

使用电极锁锁盖在外层固定电极。

二、方法

松开电极固定器，电极导线远端穿过外套管，在电极固定装置处弯曲电极导线嵌入基环电极凹槽内（图 4-20-1），锁盖嵌入相应卡槽，听到咔哒声提示固定完成（图 4-20-2）。

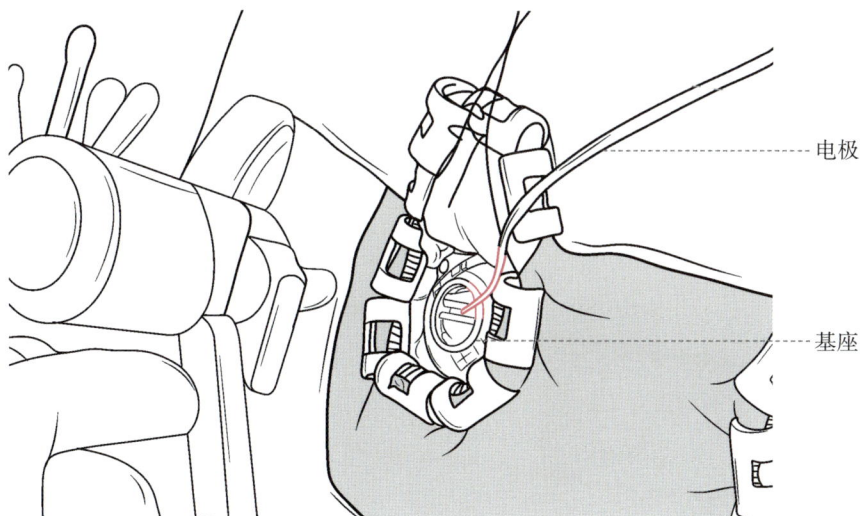

电极

基座

图 4-20-1　电极固定在基座

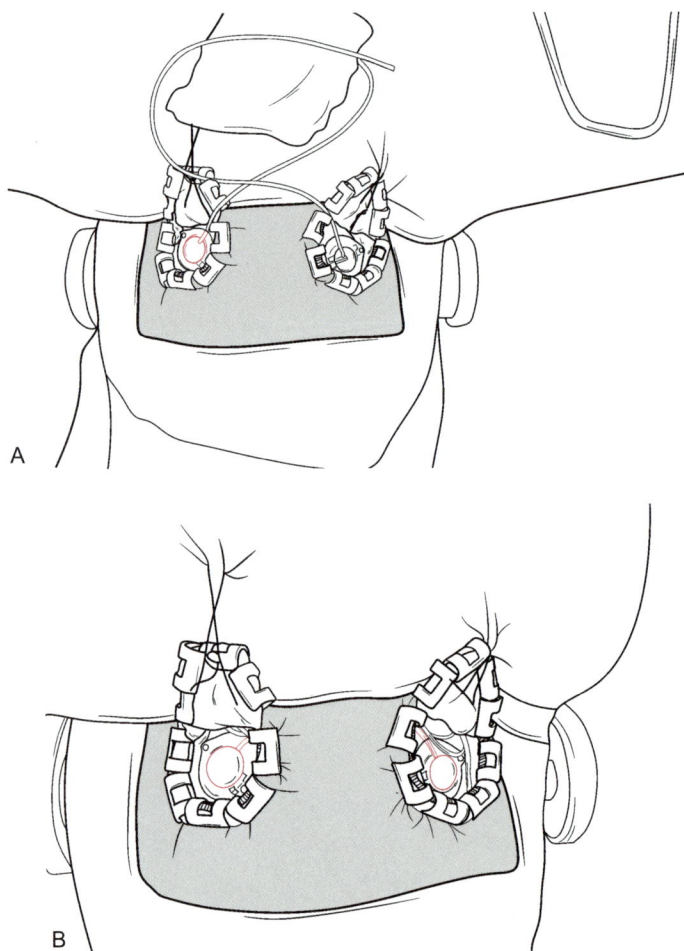

图 4-20-2 安装电极锁盖

A. 左侧电极锁盖安装完成，右侧未安装电极锁盖；B. 双侧
电极锁盖安装完成

三、注意事项

电极导线远端穿过外套管时，需以保护钳夹持着固定装置处电极导线，避免电极不慎
拔出。

第二十一节
缝合切口

一、目的

缝合双侧手术切口，同时在埋置脉冲发生器（IPG）侧做皮下囊袋临时收纳电极远端。

二、方法

在埋置 IPG 侧颞顶部做小切口安置电极线的远端，为下一步重新消毒铺单植入 IPG 做准备：以将 IPG 埋置于右侧为例。首先钝性分离左侧切口外侧帽状腱膜与骨膜，将左侧电极线在切口外侧帽状腱膜下盘绕一圈。用通条将左侧电极远端引导至右侧切口内。于右侧颞顶部耳后上方做一长 1cm 左右的小切口，缝合一针不打结做预留线（图 4-21-1）。从右侧切口向右颞顶小切口方向扩大形成囊袋。用通条自囊袋向右颞顶切口穿行形成隧道（图 4-21-2），引导左右双侧电极远端穿行至右颞顶小切口处（图 4-21-3）。带有标记的电极保护套分别包裹双侧电极远端触点，并以 7 号线结扎电极保护套（图 4-21-4）。（如植入 SENSIGHT 方向性电极系统，则直接套入临时保护套，单螺丝固定，无需缝线结扎）。在右侧切口内回拉双侧电极远端，使电极远端回缩至右颞顶切口内并与小切口预留线打结固定（图 4-21-5）。右侧电极在切口外侧帽状腱膜下盘绕一圈后将双侧冗余的电极导线弯曲盘旋埋置于右侧切口外侧皮下囊袋内。分层缝合各切口帽状腱膜、皮下组织及皮肤，无菌敷料覆盖。

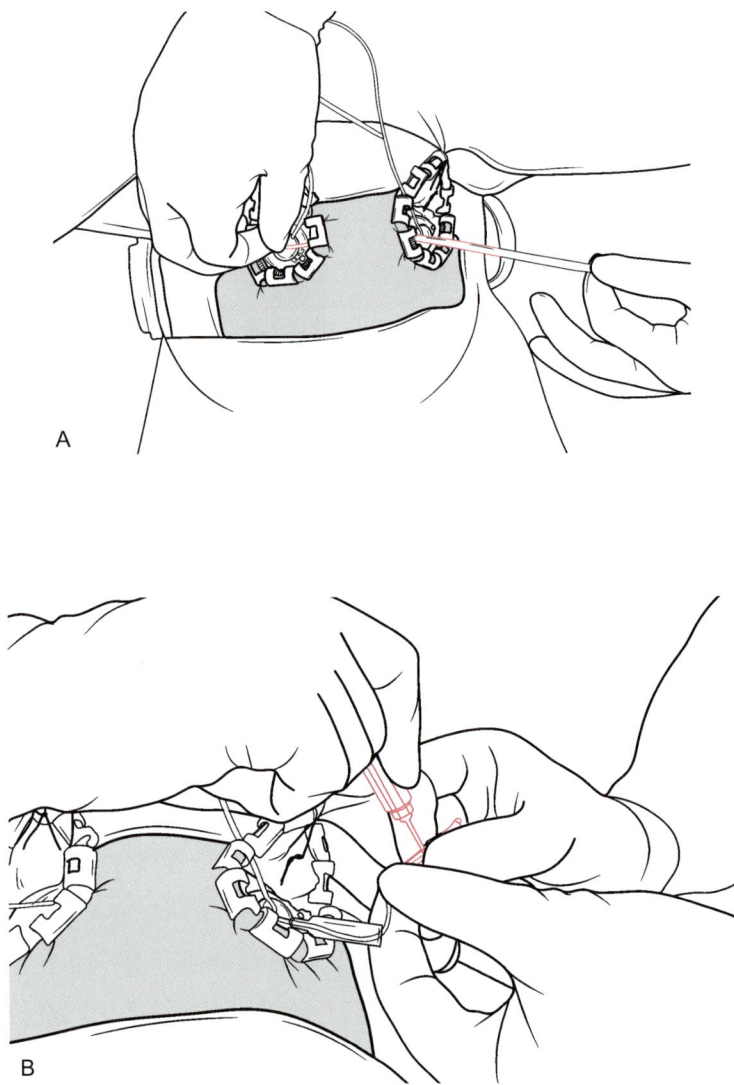

图 4-21-1 双侧电极间隧道及小切口标识

A. 左侧电极经隧道进入右侧；B. 电极保护套安装。

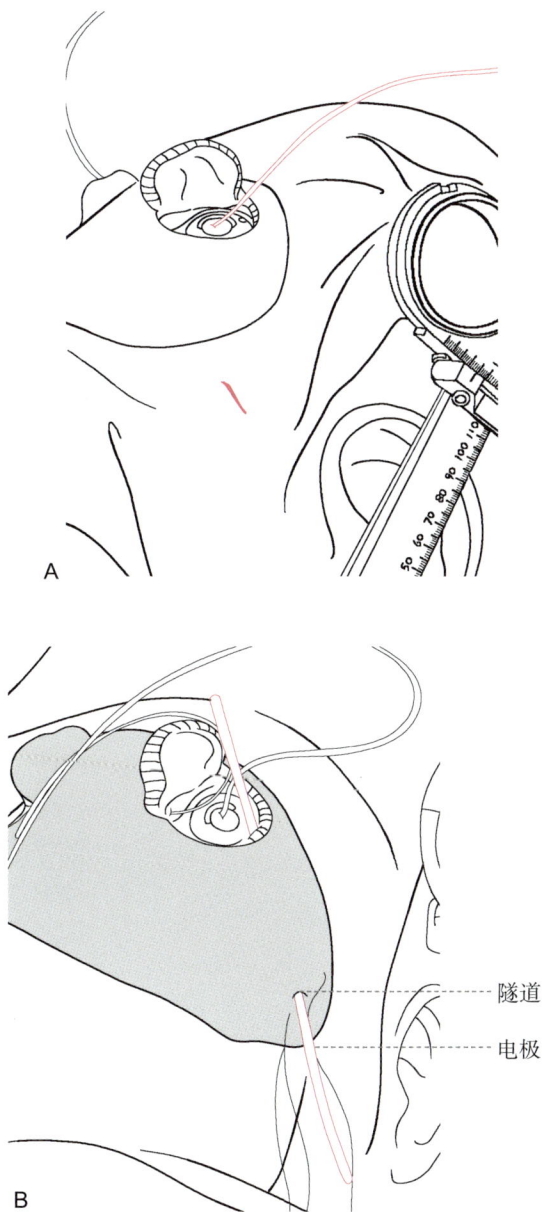

图 4-21-2 右侧顶侧隧道

A. 右侧顶侧隧道口位置；B. 右侧顶侧隧道。

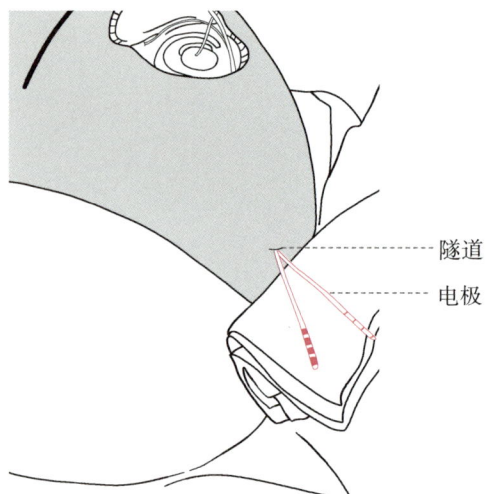

图 4-21-3   两根电极穿过隧道

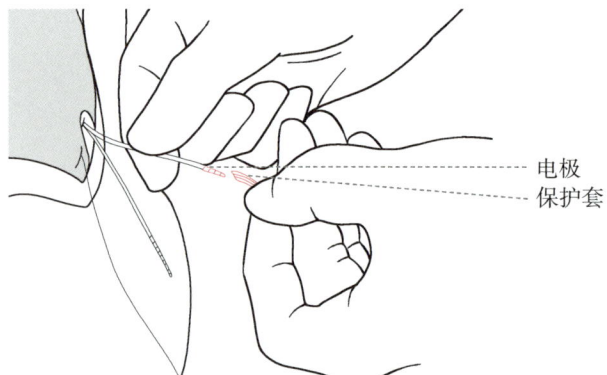

图 4-21-4   保护套安装

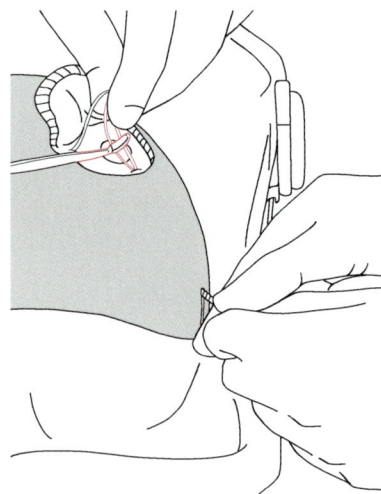

图 4-21-5   连接预留线

三、注意事项

1. 双侧均应将导线盘旋埋置在切口外侧帽状腱膜下（图 4-21-6），紧致缝合帽状腱膜（图 4-21-7），可有效防止术后切口裂开电极外露；且切口正下方无电极线，可避免缝合时缝针误伤导线。

2. 于埋置 IPG 侧颞顶部做小切口埋置电极导线远端，使手术下一步骤仅需打开此小切口，无需拆开同侧电极切口及再次缝合，省时省力，减少切口反复缝合致愈合不良的风险。

3. 埋置 IPG 侧的手术切口和同侧颞顶部小切口之间制作皮下囊袋时，建议以中弯钳双侧均做分离囊袋，确保囊袋不宜过小，才能避免带有双电极保护套电极远端埋入困难或出现锐角弯折。

4. 笔者尝试用头皮针塑料管部分代替原有电极保护套　裁剪约 6cm 长头皮针的塑料管部分，一端剪成斜口作为右侧标记。双侧电极两端放入此塑料管内，两端丝线打结固定，丝线结扎时需控制力度，避免力度过大电极导线变形损坏。

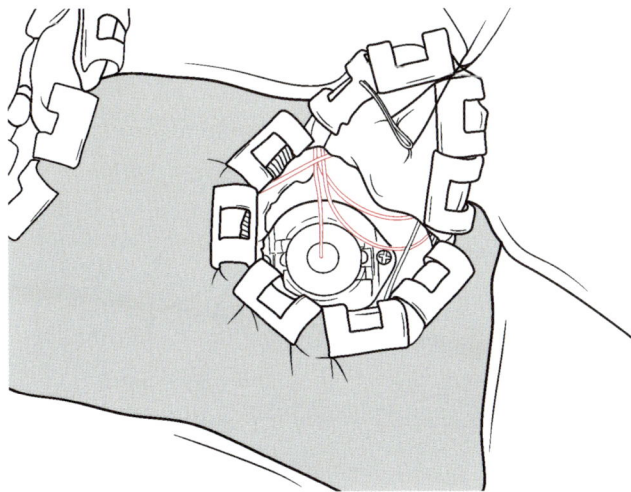

图 4-21-6　导线埋置

导线盘旋埋置在切口外侧帽状腱膜下。

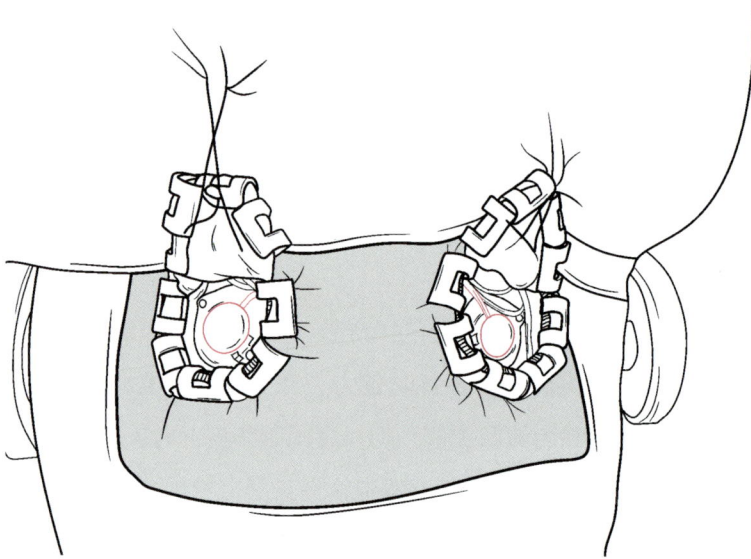

图 4-21-6 导线埋置（续）

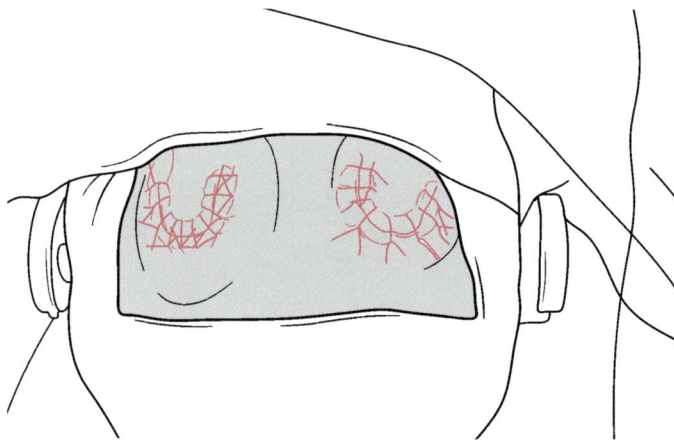

图 4-21-7 双侧伤口缝合完整

05

第五章 精准手术流程之术中安装
延长线和脉冲发生器

第一节
体位摆放

一、目的

将患者头部偏向对侧，暴露埋置 IPG 侧颞顶部、颈胸部区域。

二、方法

卸除头架。患者取仰卧位，常规气管插管全麻。头向左侧松弛偏斜，充分暴露右颞顶部及颈胸部区域（图 5-1-1）。在右侧锁骨中内 1/3 的下方一横指处标记一长约 5cm 的横向切口（图 5-1-2）。右颞顶切口向下延伸约 2cm 并标记（图 5-1-2）。绘制沿右颞顶切口经乳突后向下跨至胸锁乳突肌前缘再指向右锁骨下横切口中点的皮下隧道体表投影线（图 5-1-3）。

三、注意事项

术者应告知麻醉医师适当增加肌肉松弛药，使患者颈部松弛，头向左侧偏斜时勿牵拉过度，造成损伤。如患者颈部较短或肌肉强直不易偏斜，可适当垫高同侧肩部。

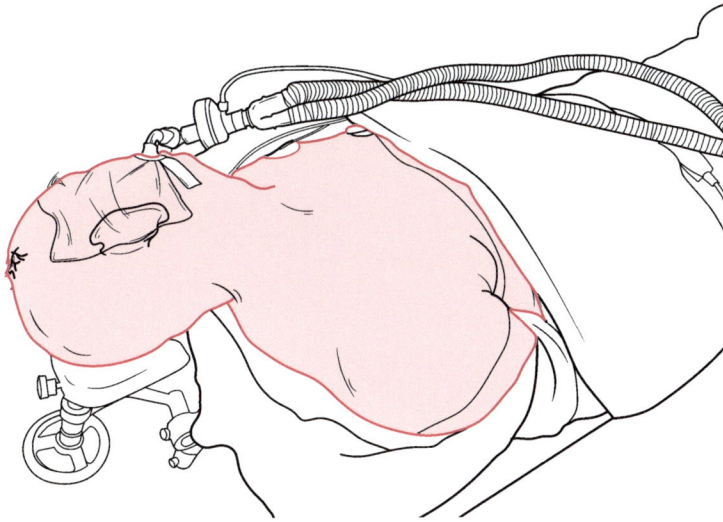

图 5-1-1　体位

仰卧位，头向一侧松弛偏斜。

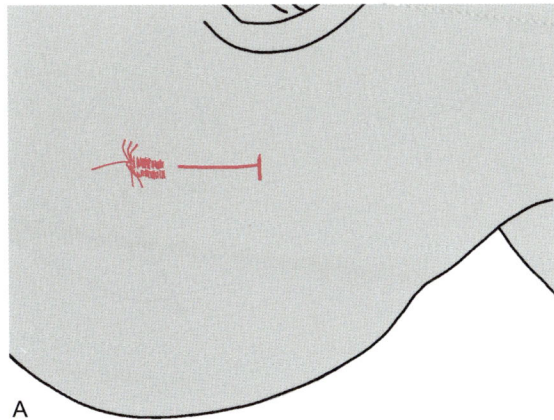

图 5-1-2　标志线

A. 颞顶切口向下延伸约 2cm 标志线。

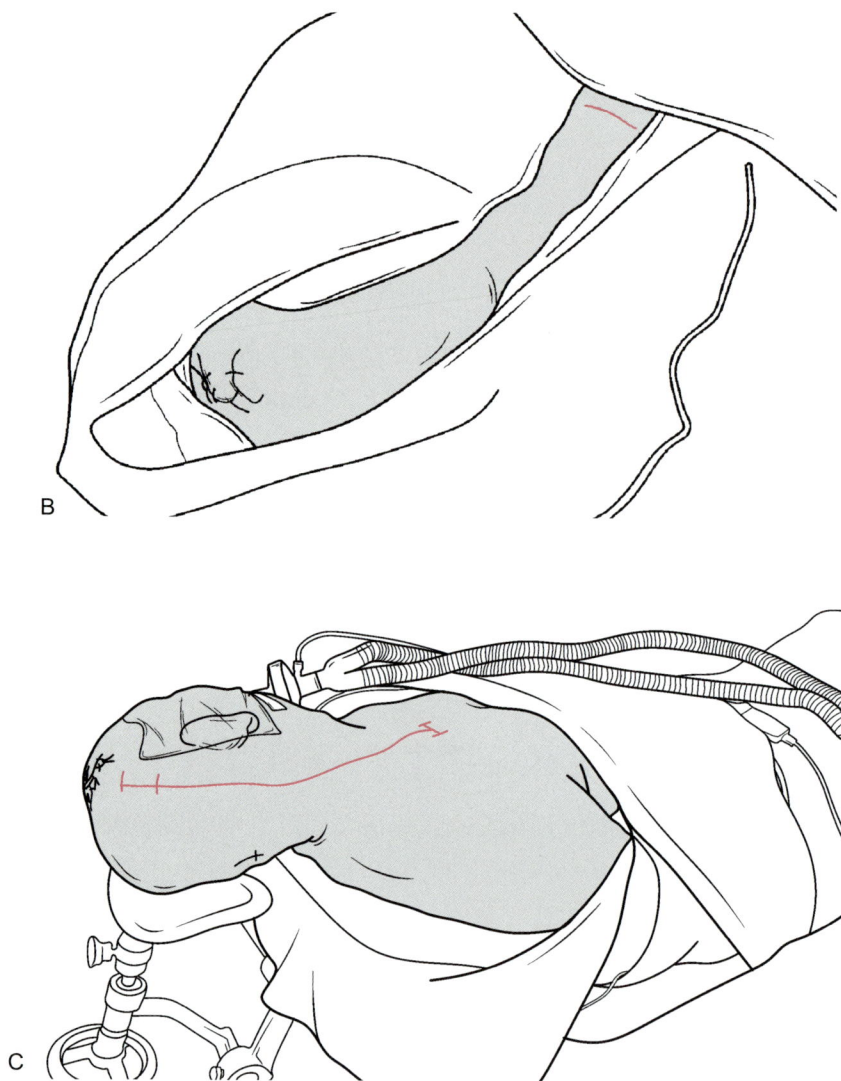

B

C

图 5-1-2　标志线（续）

B. 锁骨中内 1/3 标志线；C. 锁骨中内 1/3 与颞顶切口向下延伸约
2cm 的连线。

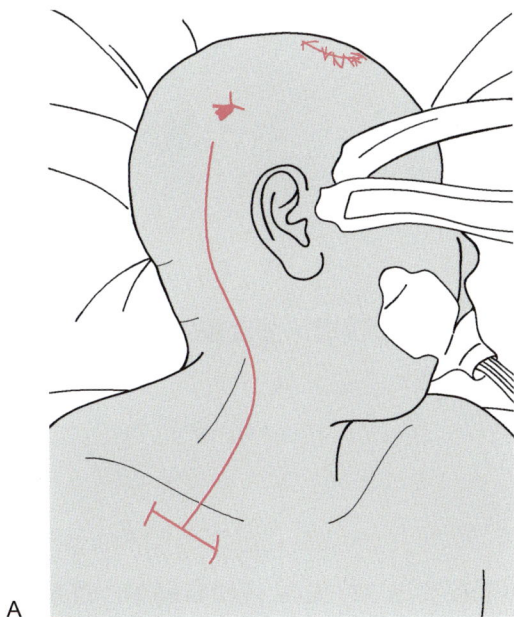

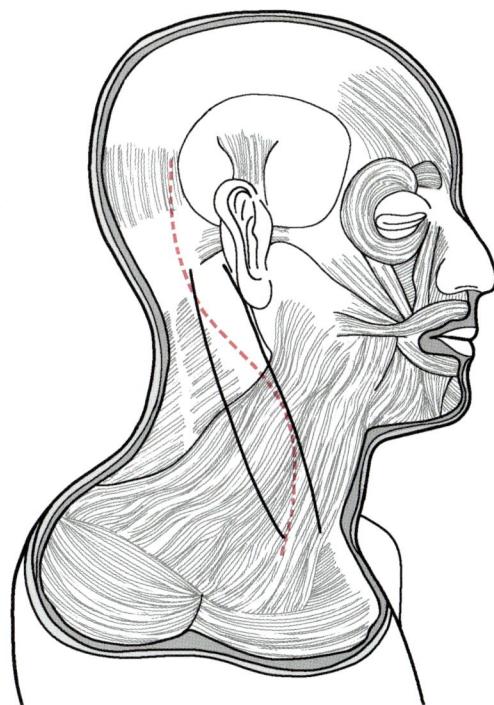

图 5-1-3　隧道投影线

沿右颞顶切口经乳突后向下跨至胸锁乳突肌前缘再指向右锁骨下横切口中点的皮下隧道体表投影线。A. 皮下隧道体表投影线；B. 皮下隧道在肌肉层走向。

第二节
头颈胸部消毒和铺巾

一、目的

手术前的准备，防止手术感染。杀灭切口及其周围皮肤的微生物，以符合无菌的要求。术区消毒铺巾。

二、方法

以右颞顶、右锁骨下切口及隧道体表投影线为中心常规消毒铺单。皮肤消毒范围包括头部、前额、面唇、颈部及上胸部。头部消毒后铺底单（图 5-2-1）。清洁切口皮肤消毒应从手术野中心部开始向周围成平行形或迭瓦形涂擦。

三、注意事项

消毒时助手用无菌手套把头部抱起，铺底单，图 5-2-2 为抱起患者头部，铺入无菌中单。铺单需暴露胸锁乳突肌走行区域。

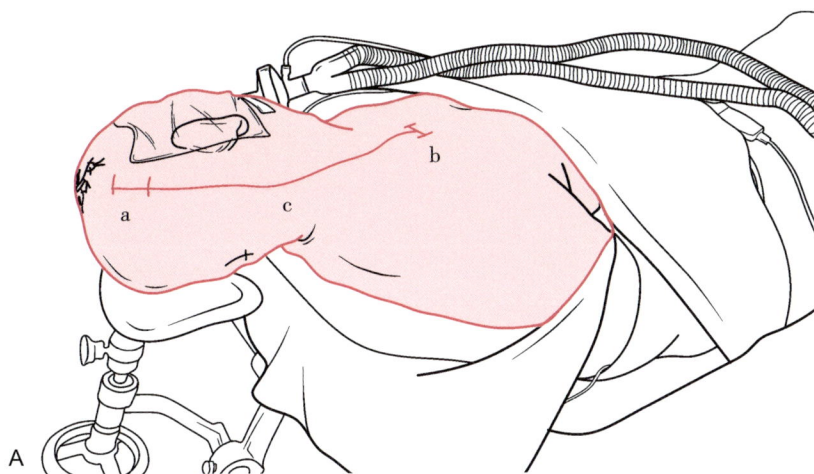

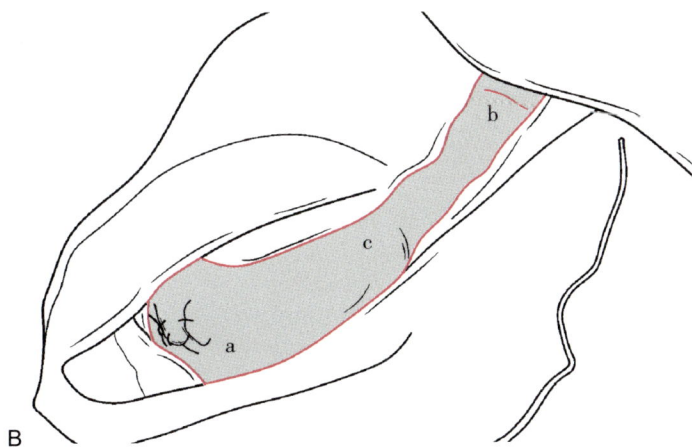

a：右颞顶；b：右锁骨下切口；c：隧道体表投影线。

图 5-2-1　铺单及消毒范围

A. 中心常规消毒；B. 铺巾。

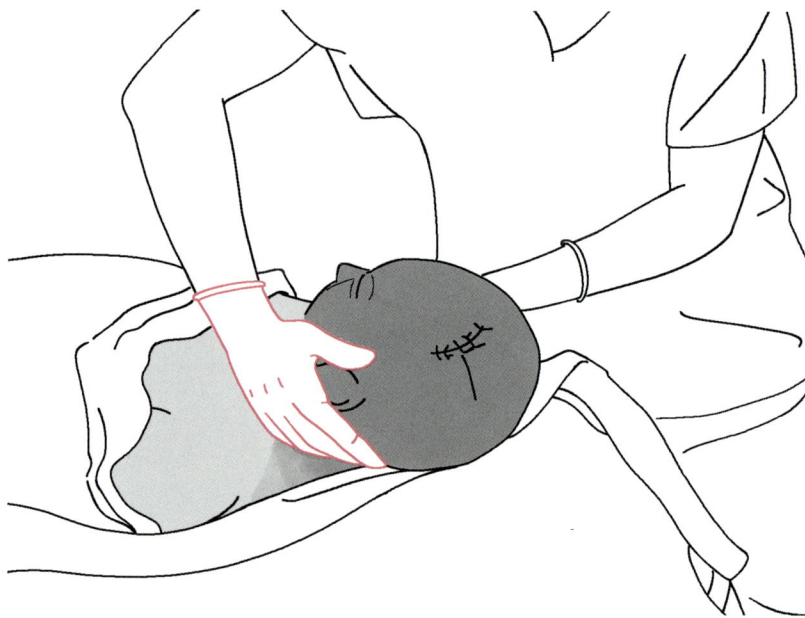

图 5-2-2　抱头铺巾

第三节
脉冲发生器囊袋的制作

一、目的

在胸部锁骨下区域制作囊袋，用于埋置脉冲发生器（IPG）。

二、方法

切开右侧锁骨下皮肤做一横切口，向下钝性分离胸大肌肌肉与其浅筋膜，形成一与 IPG 大小契合、松弛的囊袋（图 5-3-1）。

三、注意事项

1. 囊袋应在胸大肌及其浅筋膜之间制作，浅颈膜韧性良好，IPG 置入后缝合浅颈膜能有效降低皮肤张力，避免皮肤张力过高裂开。囊袋大小应与 IPG 契合。囊袋过大冗余腔隙易形成积液，过小则皮肤张力高，有裂开的风险，且患者常诉有痛感。

2. 切口不要太靠外侧，以免影响同侧上肢活动。

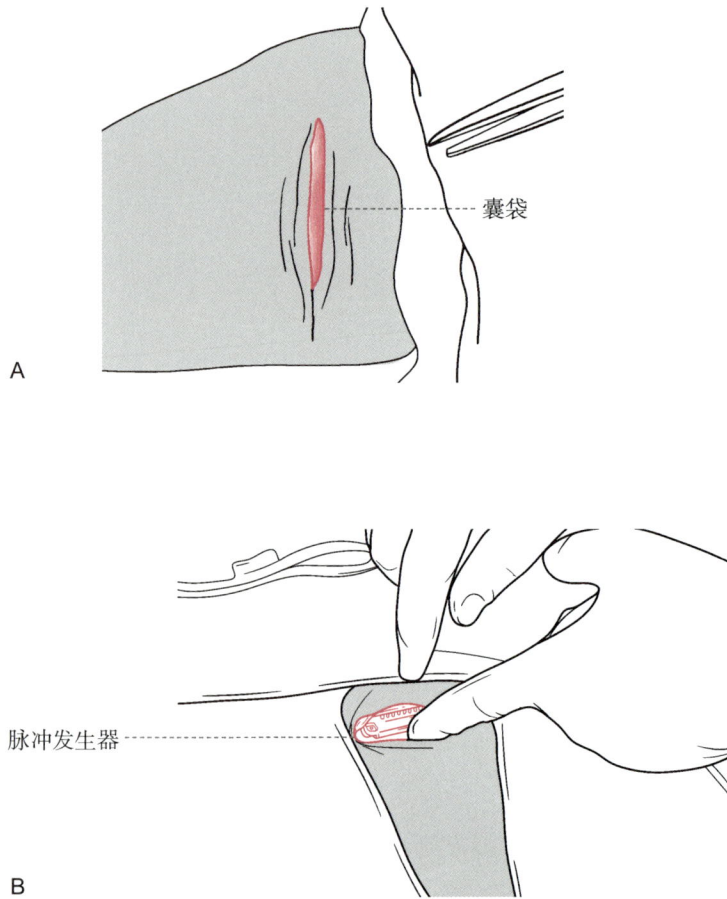

囊袋

A

脉冲发生器

B

图 5-3-1　囊袋制作

A. 囊袋完成；B. 脉冲发生器测试囊袋大小。

第四节
电极延长线隧道建立

一、目的

沿隧道体表投影线制作皮下隧道，引导延伸导线。

二、方法

将右颞顶小切口向下延伸切开约 2cm，以中弯钳向乳突方向分离筋膜浅层形成耳后大小约 4cm×2cm 的囊袋。通条经囊袋内沿隧道体表投影线向下穿行至右锁骨下切口形成隧道，安装载线器，引导两根延伸导线从锁骨下切口穿行至右颞顶切口内（图 5-4-1）。

三、注意事项

1. 耳后囊袋应在帽状腱膜下制作，用于埋置电极导线与延伸导线的连接接头。

2. 隧道的锁骨下切口端同样应从浅颈膜下穿出，避免此处延伸导线置于皮下组织内，影响切口愈合。

3. 隧道穿行方向应从耳后囊袋向下跨过胸锁乳突肌前缘再向锁骨下切口方向穿行，使置入的延伸导线能顺应胸锁乳突肌的活动，而不形成紧束牵拉感。

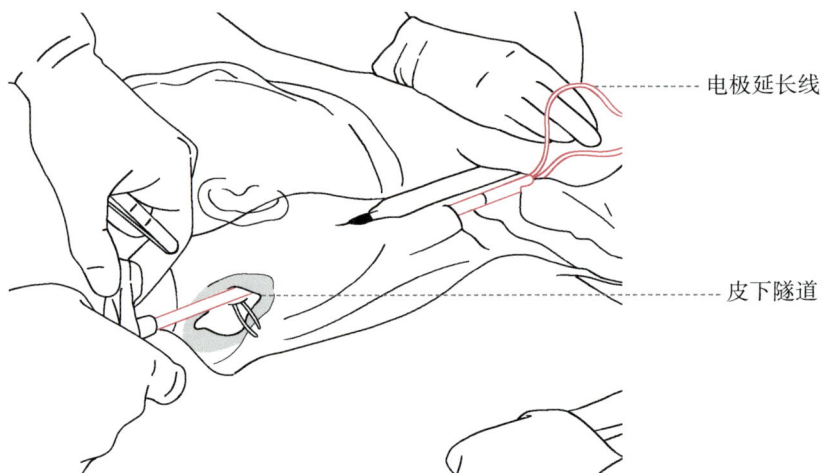

图 5-4-1   隧道制作

沿隧道体表投影线制作皮下隧道，引导延伸导线。

ER5-4-1
电极延长线隧道建立

第五节
延长线连接

一、目的

双侧电极线连接延伸导线。

二、方法

拔出电极远端保护套，分辨侧别并拆除缝线及保护套。灭菌注射用水冲洗擦拭电极远端及延伸导线接口。取其中一侧电极，置入对应的接口保护套（目前所有 DBS 公司均默认白色接口保护套为右侧，透明保护套为左侧），连接电极导线远端与延伸导线接口，旋进固定螺丝，确认听到"咔哒"声，以 4 号线结扎接口保护套两端，近端结扎线预留一根做随后缝线固定用（如植入美敦力 SENSIGHT 方向性电极系统，则利用电极远端的标记辨认侧别，并连接相应带有标记的延伸导线，单螺丝固定，无需保护套）。同法连接另一侧电极与延伸导线。分辨侧别，经右锁骨下切口等长拉动延伸导线远端，使两连接接口保护套埋置于右耳后囊袋内（图 5-5-1）。将两保护套预留线缝合固定于帽状腱膜深面，防止移位。或将双侧电极连接头放入磨好的骨槽内，使用钛板钛钉固定（图 5-5-2）。

三、注意事项

两连接接口保护套体积大，应埋置于耳后囊袋内，在帽状腱膜下固定，缝合帽状腱膜，避免颈部转动时保护套移位及颞顶部切口张力过高。

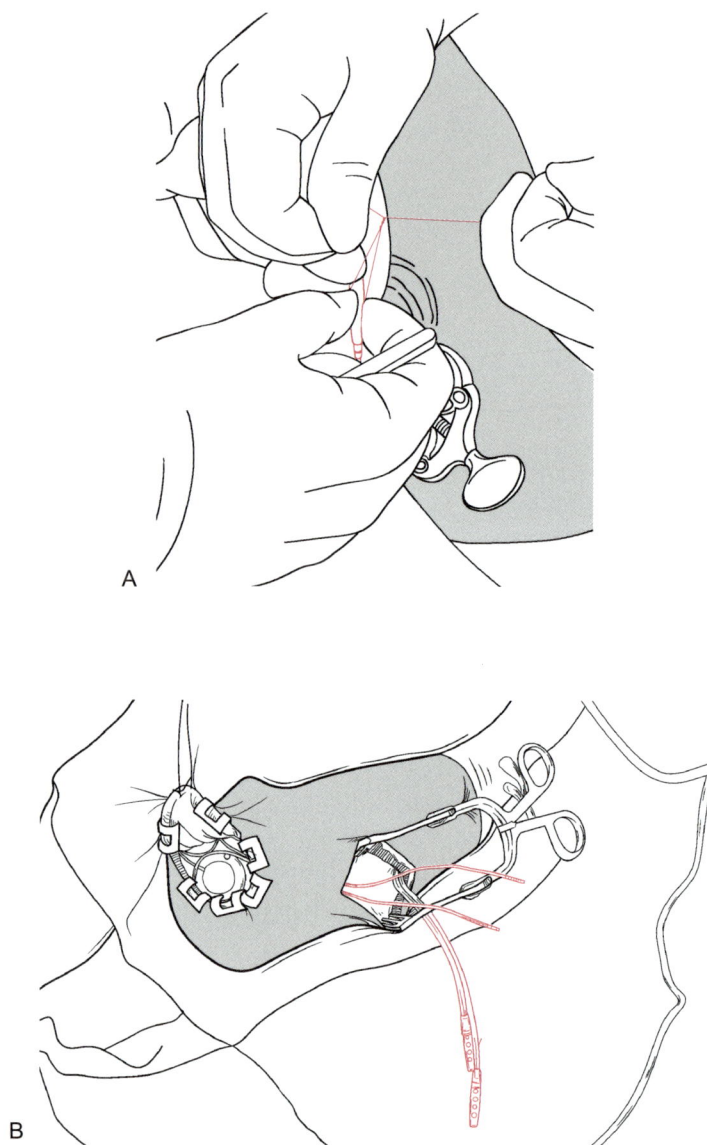

图 5-5-1 电极延长线连接流程

A. 拆除缝线及保护套；B. 双侧电极和延长线。

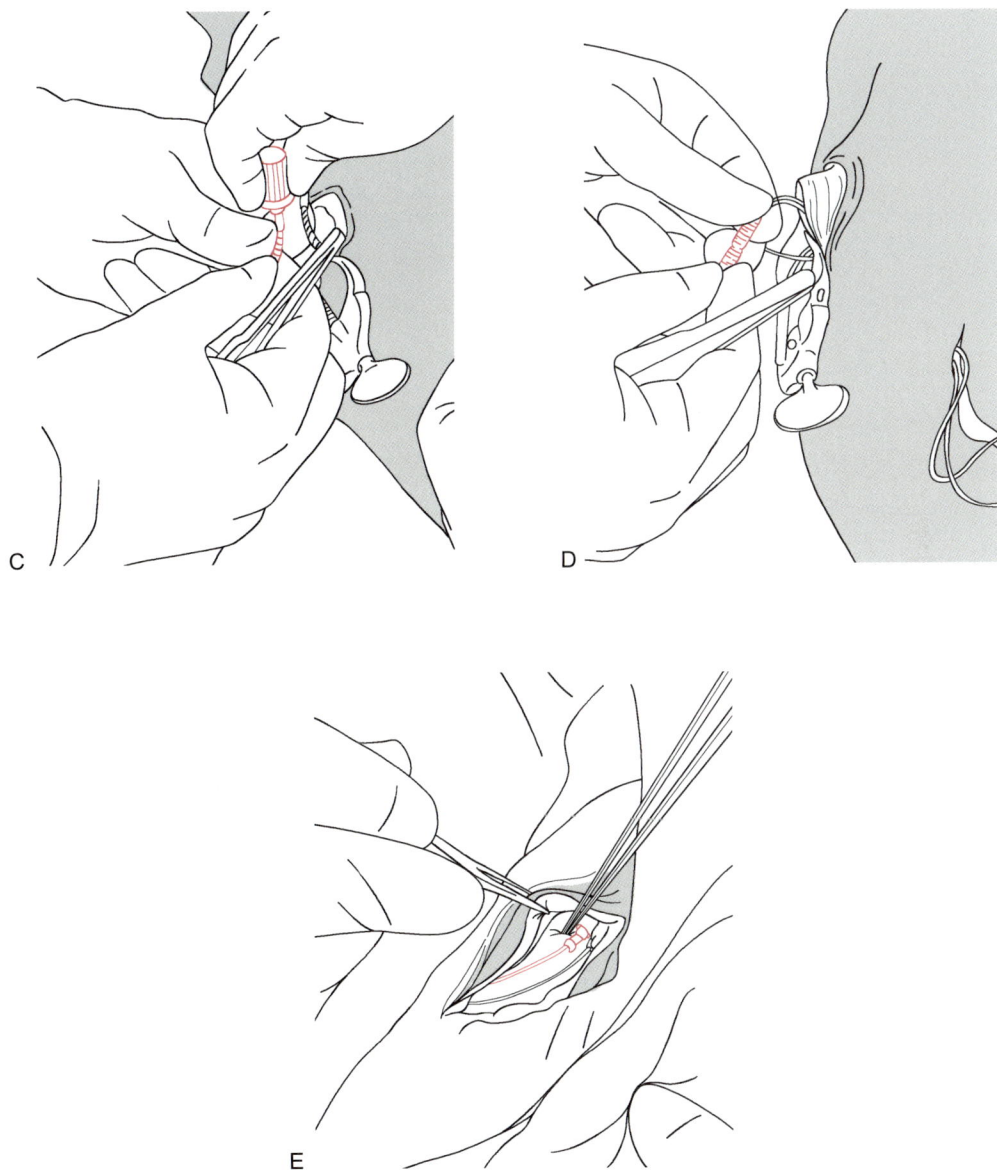

图 5-5-1　电极延长线连接流程（续）

C. 连接电极导线远端与延伸导线接口；D. 旋进固定螺丝，以 4 号线结扎接口保护套两端；E. 埋置于耳后囊袋内。

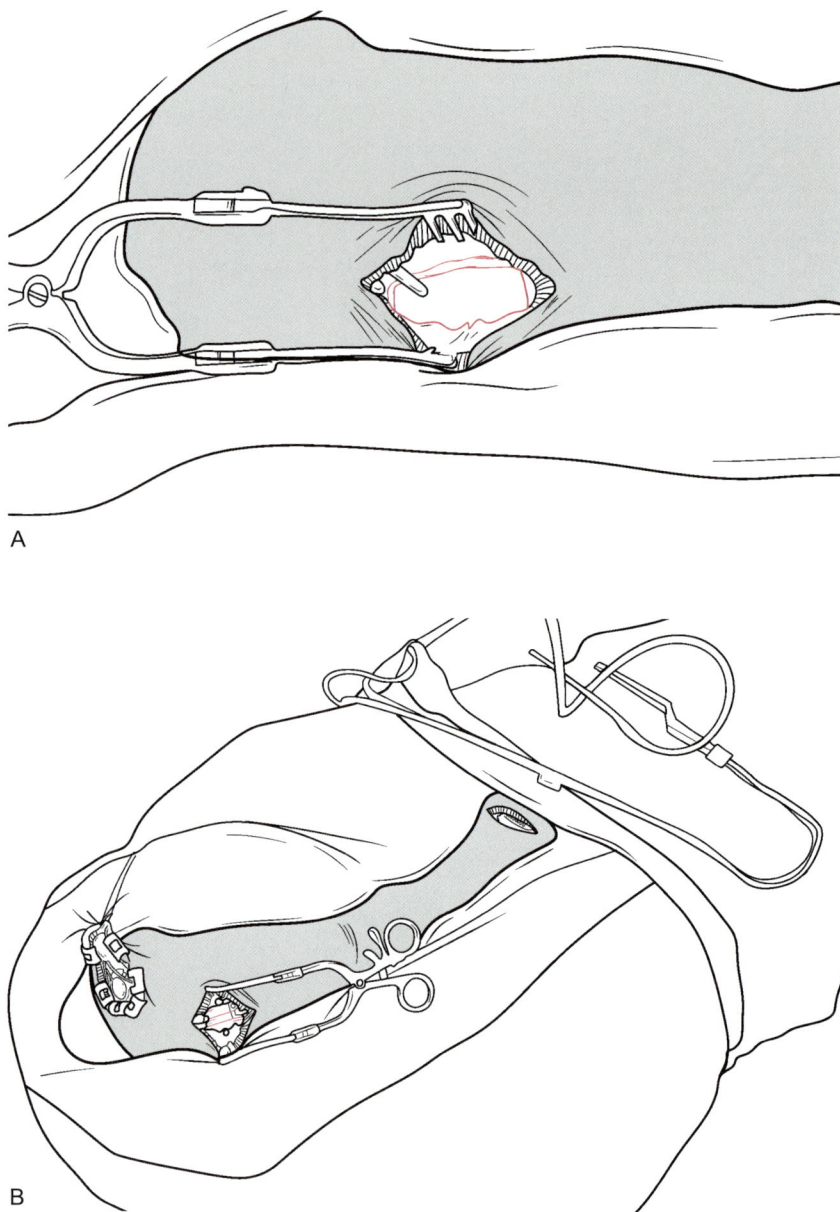

A

B

图 5-5-2 骨槽及固定完成

A. 骨槽；B. 钛板固定完成。

第六节
脉冲发生器连接

一、目的

连接延伸导线和脉冲发生器（IPG）。

二、方法

目前临床上常用的为二通道 IPG，最近，四通道可充电 IPG 已经研发。辨别延伸导线远端侧别，分别插入脉冲发生器相应侧别触点槽内，旋进固定螺丝，确认"咔哒"声。盘旋冗余的延伸导线，置于 IPG 背面，将 IPG 和延伸导线埋置入右侧锁骨下囊袋内（图 5-6-1）。注意 IPG 有文字的正面向上，延伸导线盘旋时勿锐角弯折。

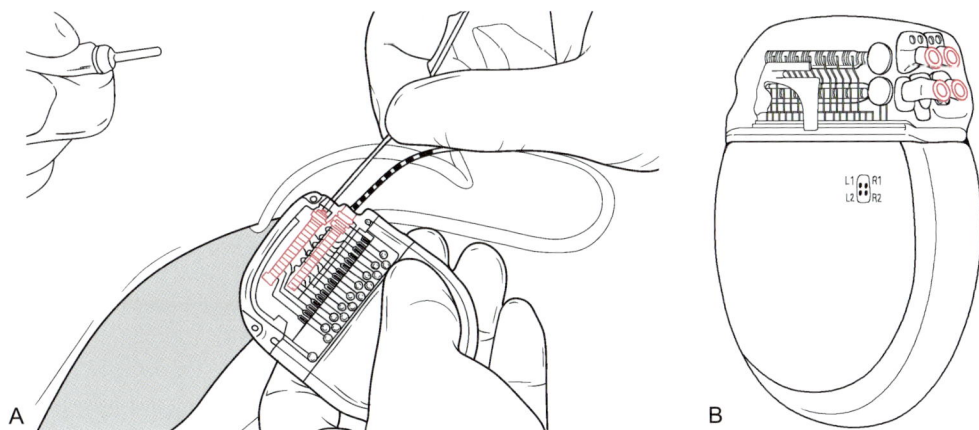

图 5-6-1　连接电池

电极延长线放入脉冲发生器相应侧别触点槽内，旋进固定螺丝，确认"咔哒"声后完成。

A. 双通道可充电 IPG；B. 四通道可充电 IPG。

三、注意事项

　　延伸导线应环状盘旋置于 IPG 背面，否则影响 IPG 充电及程控。IPG 放置在胸大肌和胸大肌筋膜之间（图 5-6-2）。IPG 与导线埋入囊袋内后，需检查胸大肌浅筋膜的张力，如张力偏高，取出 IPG 及导线，扩大囊袋后重新置入。

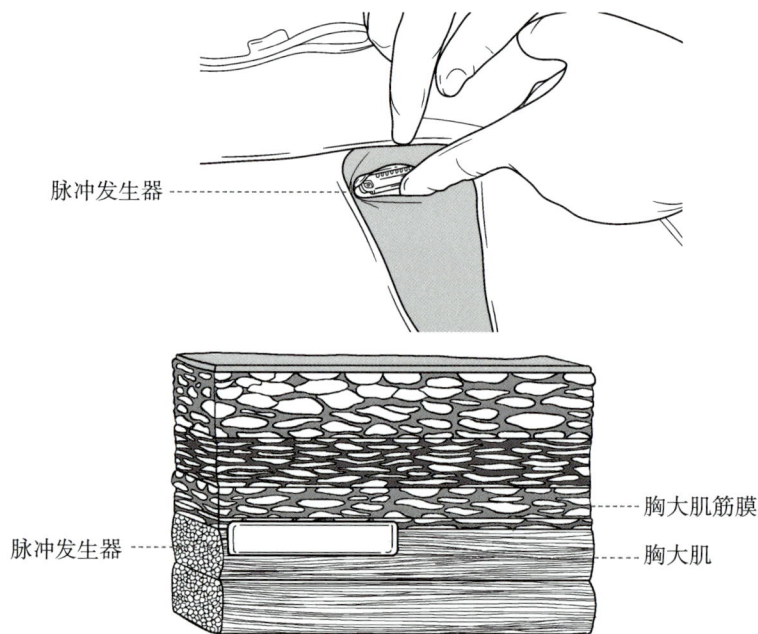

脉冲发生器

脉冲发生器

胸大肌筋膜

胸大肌

图 5-6-2　脉冲发生器放置在胸大肌和胸大肌筋膜之间

第七节
测试电极阻抗

一、目的

检测整个 DBS 系统环路是否连通。

二、方法

测试系统各个触点的阻抗（图 5-7-1），确认 DBS 系统处于正常连通状态。

三、注意事项

如检测发现系统环路不连通，先取出 IPG，拔出延伸导线远端重新连接，确定螺丝固定完毕后重新置入囊袋内，再次检测环路。如环路仍无法连接，则需拔出延伸导线的电极远端接口，取下保护套，断开触点重新连接。常见的环路不连通的原因是触点处连接不到位，IPG 及延伸导线故障的情况少见。但如果经过多次检测证实为某个组件存在故障，则更换新的组件，重复步骤五～步骤七。

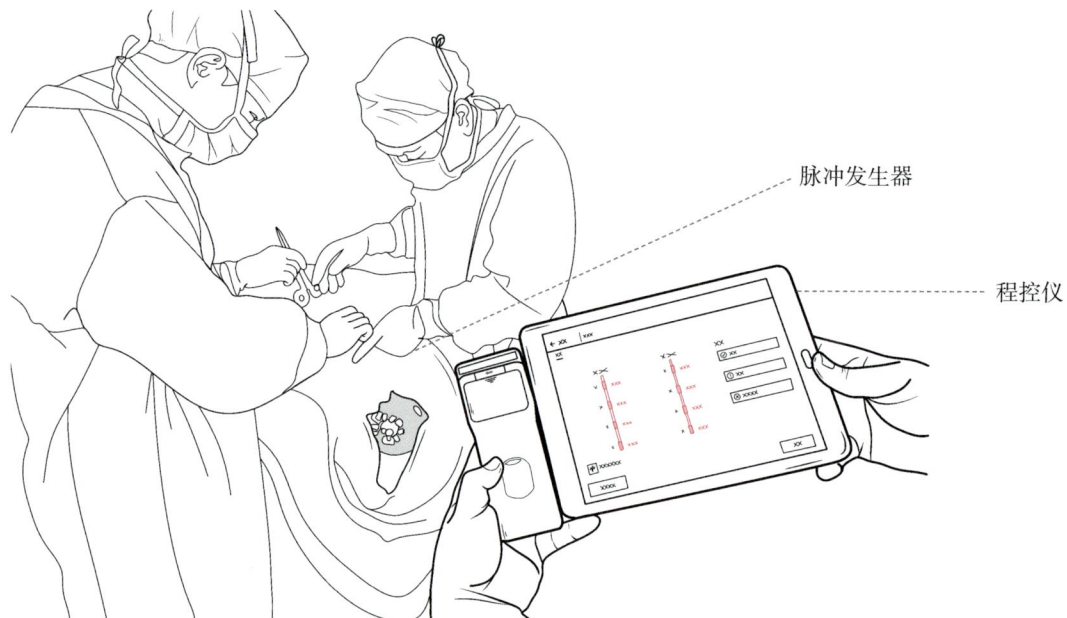

图 5-7-1   测试阻抗

测试系统各个触点的阻抗，确认 DBS 系统处于正常连通状态。

第八节
缝合切口

一、目的

缝合颞顶部（图 5-8-1）及锁骨下手术切口。

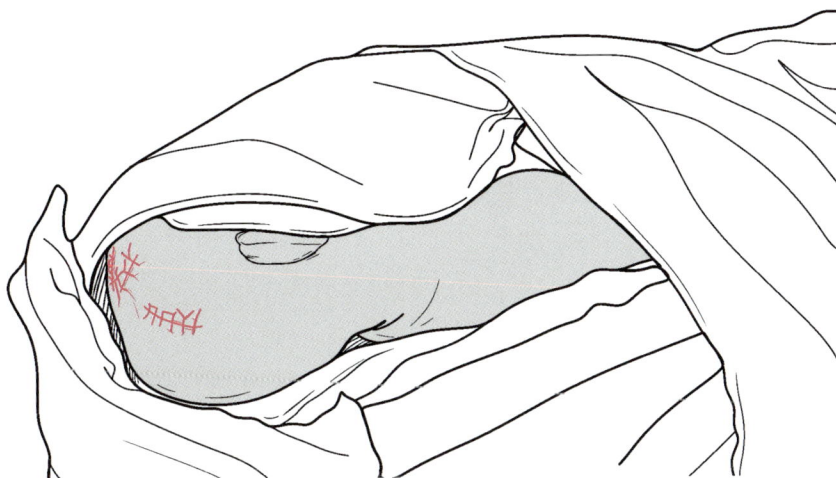

图 5-8-1　缝合颞顶部伤口

二、方法

检测系统环路连通后，经固定孔将 IPG 缝扎固定于锁骨下浅筋膜上，分层缝合胸大肌浅筋膜和皮下组织，确保右锁骨下皮肤松弛无张力（图 5-8-2），缝合皮肤。分层缝合右耳后切口帽状腱膜、皮下组织及皮肤。纱布覆盖，包扎。缝合完毕后再次测试阻抗。

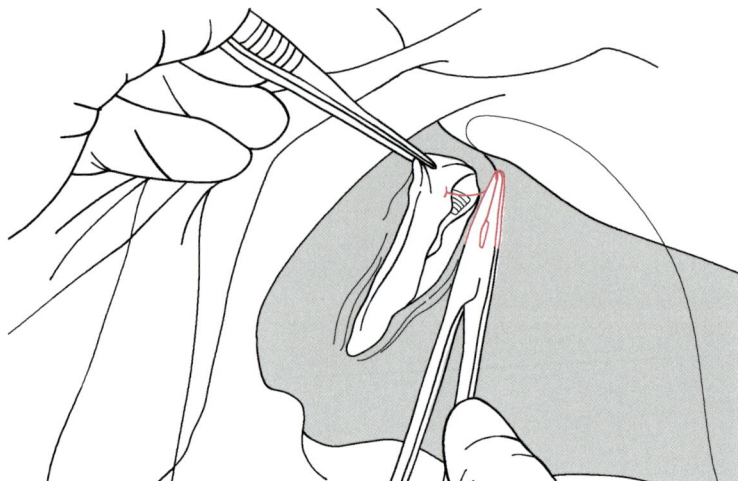

图 5-8-2 缝合脉冲发生器切口

分层缝合胸大肌浅筋膜和皮下组织。

三、注意事项

1. 胸大肌浅筋膜层需严密缝合，此层是承受张力、限制 IPG 及导线、防止切口裂开的关键。

2. 缝合切口时需注意缝针勿伤及深面的导线。帽状腱膜层、胸大肌浅筋膜层缝合完毕后测试系统阻抗，证实环路连通后再缝合皮下组织及皮肤。如环路不连通，需拆开缝线检查有无导线损伤，并及时更换导线。所有切口缝合完毕后再次测试阻抗确认 DBS 系统环路连通。

06

第六章　精准术后程控

第六章　精准术后程控

第一节
程控原理

一、目的

脑深部电刺激术后程控的目的是通过调节电极参数来改善患者症状，从而改善患者的生活质量，理解程控原理也是理解脑深部电刺激治疗机制的过程。掌握程控原理可以让程控更有效。

二、方法

大脑本质上是电装置，信息是以电信号的形式编码、处理和传递的。了解程控的原理首先了解脑深部电刺激（DBS）机制：通过各种电极参数来激活轴突或者轴突终末的突触前膜，这一过程产生了动作电位，这正是大脑信息传递的基础。任何频率的 DBS 都可以兴奋 DBS 电极附近的轴突和突触前末梢等多种神经结构，以及刺激靶点神经元的传入和传出（图 6-1-1）。还能引起轴突到胞体的逆行性动作电位。激活神经结构的关键在于产生动作电位：当电流通过神经元细胞膜时，膜电位会发生改变从而产生动作电位（图 6-1-2）。

程序编辑简称"程控"。DBS 术后程控专指对植入在脑内相关功能核团内的电极上的触点进行程序编辑。包括四大基本元件：触点、电压/电流、脉宽和频率。DBS 成功的关键在于刺激到目标结构的同时避免刺激到其他结构，这也是程控的原理。精准程控就是精准控制电流来改变动作电位的强度（图 6-1-3）。不同触点解剖空间上分布和不同电流或

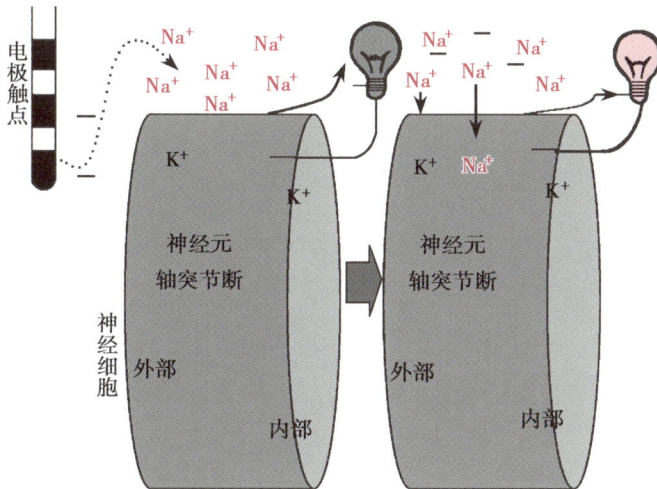

图 6-1-1 脑深部电刺激机制

负极触点发出负电荷中和了神经元外的正电荷，降低了神经元跨膜电位差，从而引起去极化。如果去极化作用足够强，离子通道就会打开，随后形成离子流并产生动作电位。

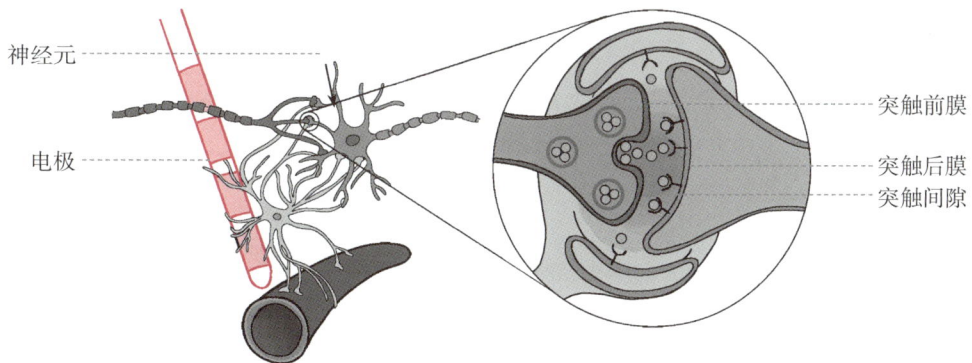

图 6-1-2 动作电位

电流通过神经元细胞膜时，膜电位会发生改变从而产生动作电位。

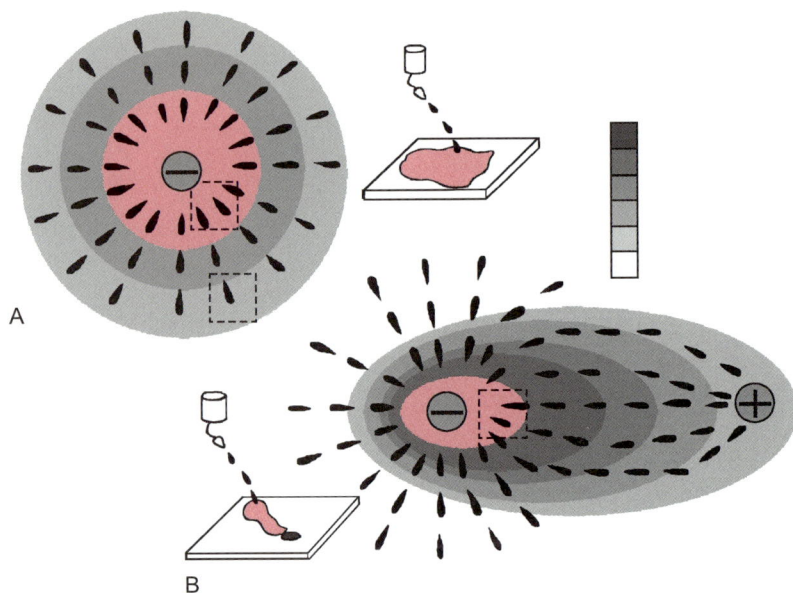

图6-1-3 控制电流强度

控制电流来改变动作电位的强度。A. 单极触点刺激模式；B. 双极电极刺激
模式。

电压产生的形状会影响电场的范围、形状和强度。因此，程控需要考虑两点：①考虑如何
改变电场的强度，从而兴奋各种神经结构；②考虑如何改变电场的形状、大小和解剖位置
（图6-1-4）。

三、注意事项

1. 程控前需要理解患者所患的疾病、目前患者的疾病状态、药物及身心状态。
2. 程控前需要理解患者植入的核团、电极各个触点在核团中的位置。
3. 程控前要了解患者的各种脑部电生理信息（图6-1-5）。

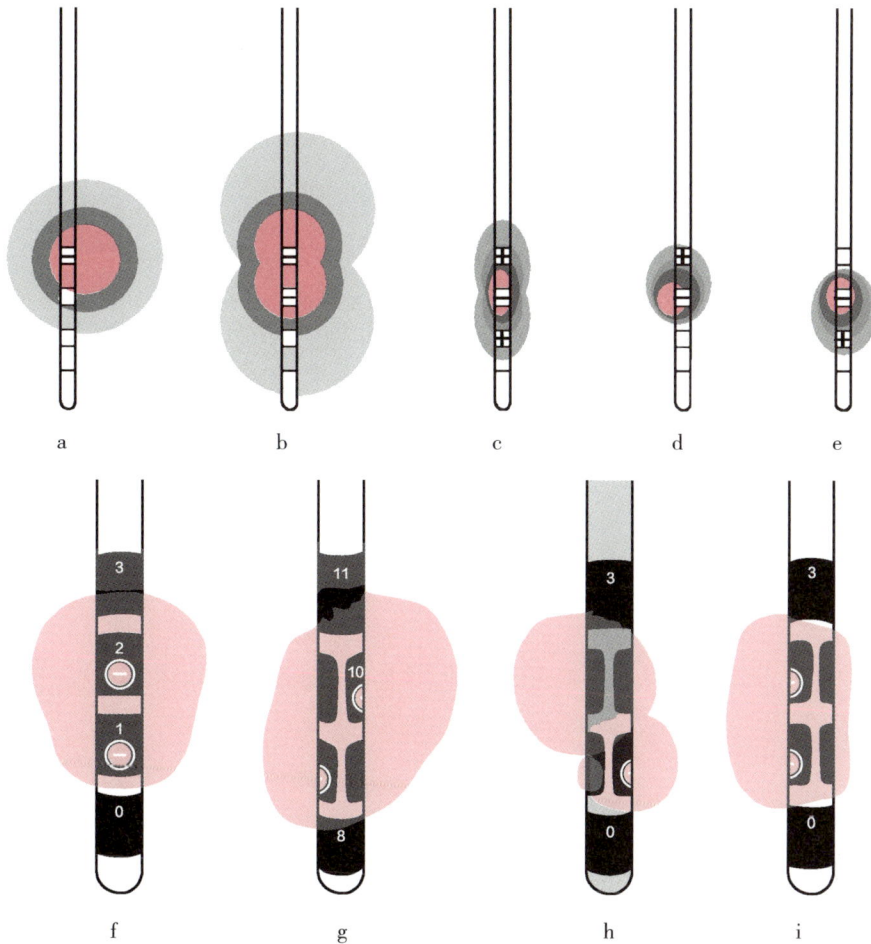

a：单负单极刺激（1个负极触点）；b：双负单极刺激（2个负极触点）；c：三极刺激（2个正极触点）；d：双极刺激（1个正极触点）；e：双极刺激（1个正极触点）；f：方向性双负单极刺激（一个方向的2个负极触点）；g：方向性双负单极刺激（不同方向的2个负极触点相同刺激量）；h：方向性双负单极刺激（不同方向的2个负极触点，不同刺激量）；i：方向性双负单极刺激（相同方向的2个负极触点，相同刺激量）。

图6-1-4　控制电流形状，形成不同的电场

上排：环形刺激模式；下排：方向性电极刺激模式。

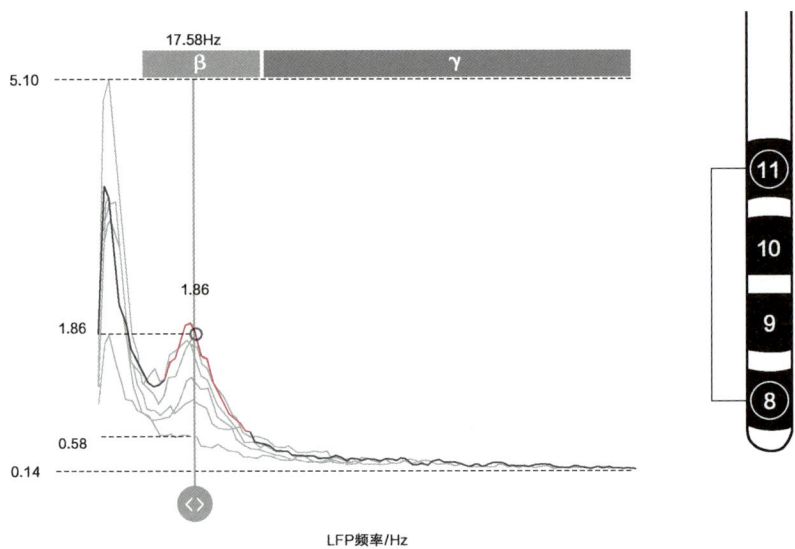

图 6-1-5 帕金森病 STN 生物标志物

第二节
刺激参数设置的基本原则

一、目的

帕金森病患者的症状非常复杂,包括了多种多样的运动症状和非运动症状。不同的症状,有与之对应的一些刺激参数设置的基本原则。并不是所有的帕金森病症状都能够通过调整刺激参数来获得改善的。掌握参数设置的这些基本原则可以节约试错时间,提高患者满意度。

二、方法

刺激参数设置前,需要对患者主诉的症状进行仔细分析判断,对于 DBS 通常能改善的运动症状(震颤、僵硬、不灵活)要积极尝试,预计不能改善的症状可以尝试,但记住必要时通过其他方法改善,而不必强求使用电刺激的方法。

确定了症状类型,就可以快速定位引起症状的神经网络空间位置,并根据电极植入位置,选择靠近该神经网络空间位置的触点(sweet spot)进行电刺激(图 6-2-1)。不同症状的刺激参数有一定的规律,如频率的高低。

多种症状混杂时,尽可能用单触点的简单刺激参数控制,必要时多触点联合刺激。

(一) STN-DBS 不同类型运动症状的刺激参数设置策略

1. 震颤　震颤可能是帕金森病外观上最明显的症状之一。但是震颤有很多种类型,并且可以分为左旋多巴有效性震颤和左旋多巴无效性震颤。不同震颤的程控策略并不相同。

左旋多巴有效性震颤(包括静止性和姿势性)。涉及小脑-丘脑网络和苍白球-丘脑网络,前者网络的 sweet spot 通常在丘脑底核(STN)内侧上方,而后者网络的 sweet spot 往往在 STN 连合部的上方或中部。此类震颤通常比较容易控制,无论电极穿过 STN 中部的连合部还是感

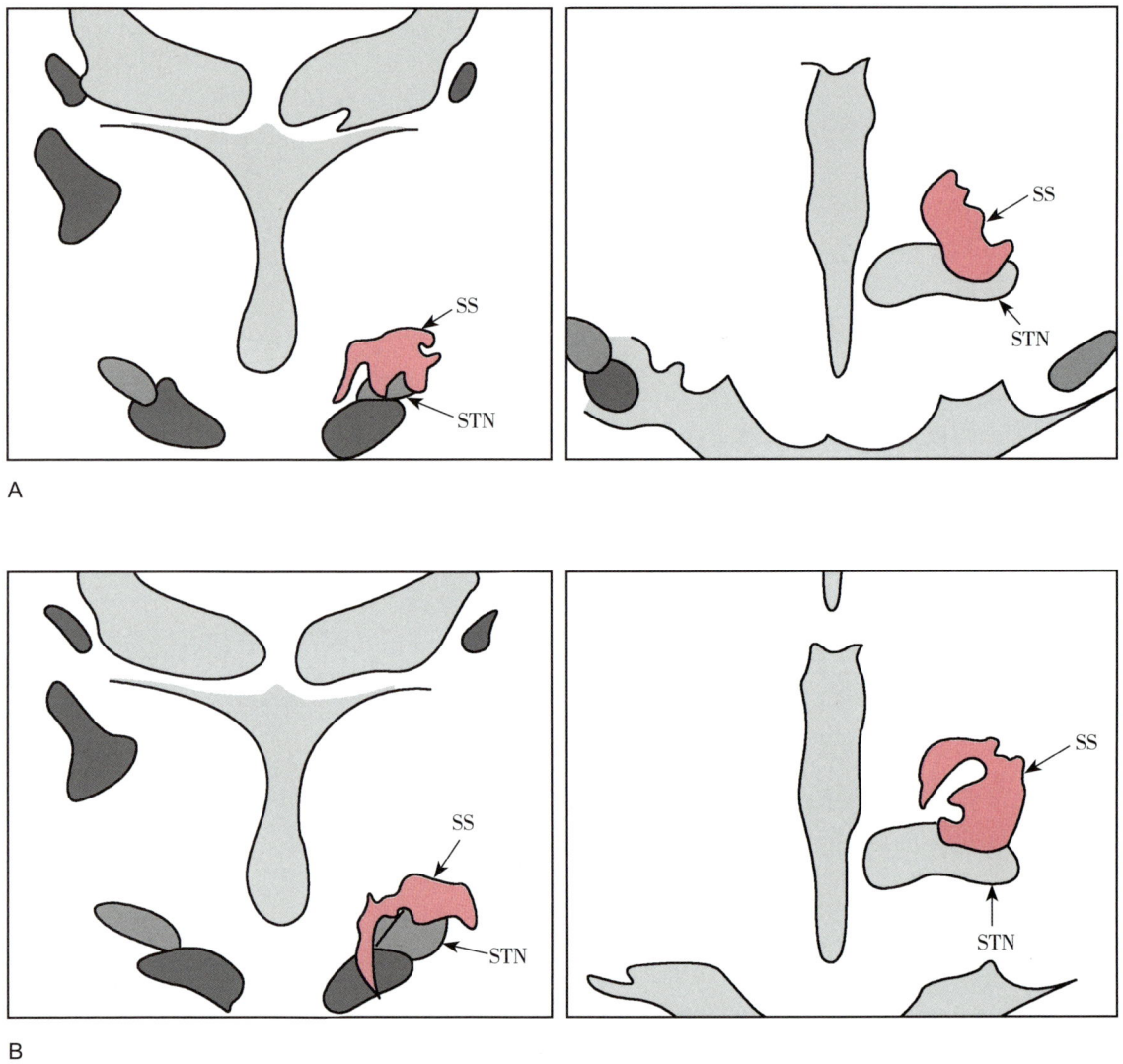

SS：最佳刺激位置；STN：丘脑底核。

图 6-2-1 STN 刺激有效改善不同症状的最佳解剖位置

每组图左侧为轴位，右侧为冠状位。A. 改善震颤的 STN 位置；B. 改善僵直的 STN 位置。

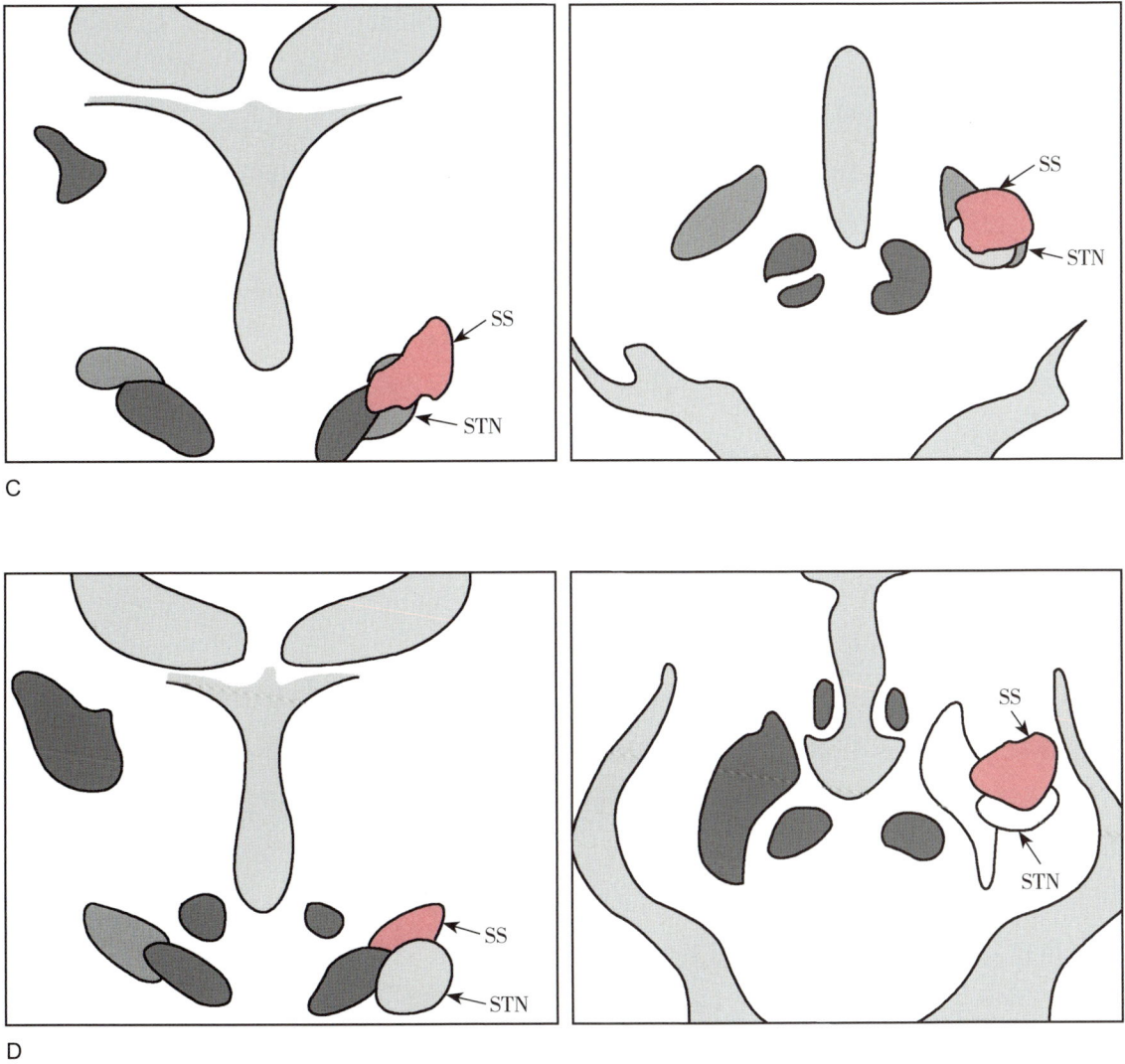

SS：最佳刺激位置；STN：丘脑底核。

图 6-2-1　STN 刺激有效改善不同症状的最佳解剖位置（续）

C. 改善肢体缓慢的 STN 位置；D. 改善异动的 STN 位置。

觉运动部，效果都不错，并且不需要非常高的刺激频率有时就可很好地控制，甚至低频的改善与高频类似。

左旋多巴无效性静止性震颤。此类震颤主要以小脑-丘脑网络为主，sweet spot在丘系前辐射的稍前部，通常在STN中部靠内侧。此种类型的震颤，通常需要高频刺激，并且与触点的位置相关，如果触点位置完全在STN中，可能电压需要比较高并容易引起刺激诱发的异动。

左旋多巴无效性姿势性震颤。此类震颤的神经网络靠近小脑-红核-丘脑网络，在丘系前辐射的中后部和部分PSA区。刺激通常需要高频刺激，刺激参数与电极穿刺的角度有关，需要选对合适的触点。如果触点选择得当，有时低频高电压或者低频高脉宽同样可以改善这种类型的震颤。

2. 僵硬　僵硬的神经网络有两个，一个是黑质网状部传出纤维，一个是苍白球传出纤维。通常STN的感觉运动部背内侧效果很好，STN感觉运动部的下方接近黑质网状部的位置，也可能是一个有效的区域。不同患者针对僵硬的sweet spot区域会不同，多数人倾向于STN背部（图6-2-1A），部分人倾向黑质网状部附近。

3. 运动迟缓　运动迟缓通常与僵硬相伴随，导致容易混淆。但是当患者僵硬症状控制比较满意的时候，就能看出运动迟缓的症状。这时患者往往表述自己无力，或者运动麻木（不是感觉麻木，而是动作的木讷）。此时同样有两个刺激区域可能有效，一个是大多数人的sweet spot，在STN背外侧方略靠近内囊（图6-2-1C），是来自皮层的超直接通路在起作用。而另一部分人可能需要STN内上方来自CM-pf的非常细小的通路。刺激超直接通路的时候需要注意，脉宽不要太高，否则容易引起内囊副作用。

4. 异动或肌张力障碍　对于异动症来说，STN-DBS的效果较GPi略差，但绝大部分患者可以很好地控制。一定要询问异动的诱发因素和与药效的关系。对于舞蹈样异动症，起效的sweet spot主要在STN背侧的苍白球传出纤维H_2区和ZI区（图6-2-1D），通常需要高频刺激。而对于肌张力障碍的患者来说，症状类型的差异较大，sweet spot可以是苍白球传出纤维H_2区和ZI区，也可以是黑质网状部传出纤维。

5. 吞咽和构音障碍　吞咽和构音障碍有时与优势半球侧的电刺激参数相关。一定要先鉴别是电刺激引起的症状还是原有的吞咽和讲话困难。可通过调整刺激参数，降低电刺激参数引起的副作用。对于喉咙肌肉僵硬的患者，STN 中下部和 STN 上前方的电刺激都可能有改善，但需要小心调整刺激参数。如果是电刺激引发的副作用，通常激活域太靠近内囊或者靠近红核。可以通过降低电压，降低频率，改变触点来避免副作用，同时尽可能保持原有运动症状改善效果。

（二）苍白球内侧部电刺激的程控策略

苍白球内侧部电刺激（GPi）的程控策略见图 6-2-2。

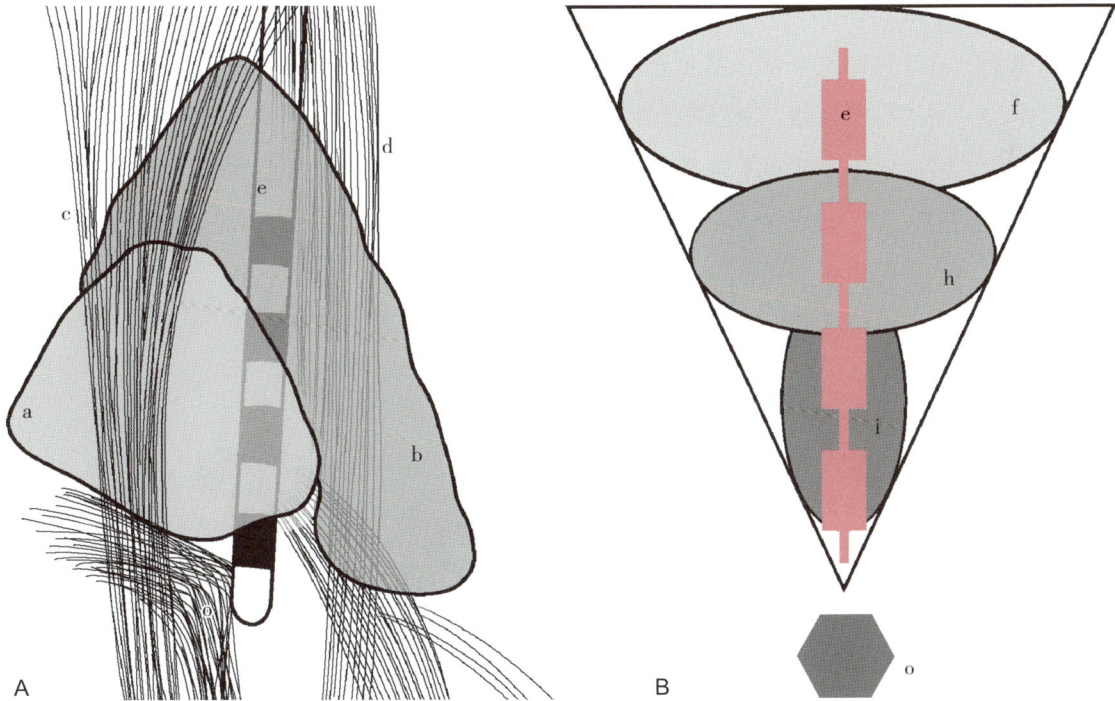

a：苍白球内侧部；b：苍白球外侧部；c：皮质脊髓束；d：诱发异动的纤维束；e：电极；o：视束；f：改善帕金森病症状和诱发异动；h：改善帕金森病症状和抑制异动；i：改进僵直、抑制异动、加重缓慢和抑制多巴丝肼药物效果。

图 6-2-2　苍白球内侧解剖及程控方案

A. 苍白球内侧部解剖；B. 程控方案。

1. 震颤

（1）左旋多巴有效性震颤（包括静止性和姿势性）：通常 GPi 中部的高频电刺激可以有效改善这类震颤。

（2）左旋多巴无效性静止性震颤：这类震颤在很大一部分 GPi-DBS 中可以观察到治疗效果，有人可能需要一定时间的刺激才能起效。但也有一些患者震颤改善不明显。

（3）左旋多巴无效性姿势性震颤：有部分这类患者的电刺激效果需要持续数天甚至数周才能发挥作用，可能与 GPi 传出纤维在丘脑中的作用，改变了丘脑 VLP 的相关活性有关，因此可能不是即刻的。

2. 僵硬　GPi 中部及上部，甚至苍白球外侧部（GPe）的电刺激，对于僵硬的改善都是非常明显的。通常需要高频、高脉宽、高电压。但是有的患者在僵硬改善的同时，并不一定运动速度和灵活性增加。针对不同部位的僵硬，注意选择相应区域的触点（图6-2-3）。

3. 运动迟缓　通常来说，改善了患者的肢体僵硬症状，患者的运动迟缓能得到一定程

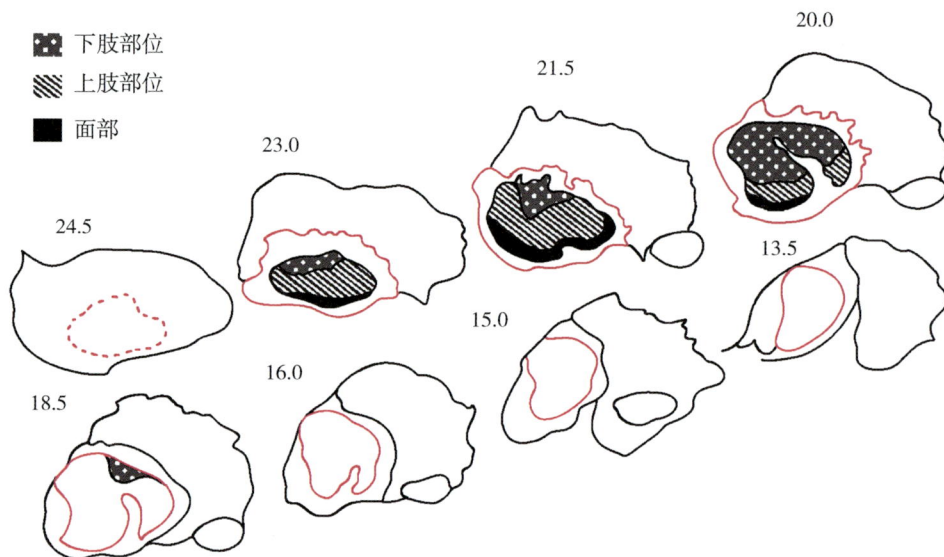

图6-2-3　苍白球内侧所对应的肢体解剖部位

度改善。但是刺激靠近 GPe 的区域，似乎更能改善患者的运动起始速度和使其自觉有力。

4. 异动或肌张力障碍　对于异动症来说，GPi 中部和中下部的电刺激效果比较好。GPe 和 GPi 背部的电刺激有可能诱发异动和肌张力障碍。

5. 吞咽和构音障碍　GPi-DBS 对于吞咽和构音障碍通常没有直接的效果，或者效果比较弱。部分僵硬迟缓型患者能通过 GPi-DBS 改善喉部的肌肉僵硬发挥一定的作用。刺激内囊时会加重吞咽和构音障碍。

三、注意事项

每次程控前应测试电阻。程控后，都需要叮嘱患者观察有没有电刺激引发的副作用，有时这种副作用可能是迟发的。

第三节
常见的刺激引起的不良反应

一、目的

在程控中，经常会遇到由于电刺激引起的副作用，比如肢体出现麻木或抽搐、眼球出现偏转或出现视物不清等，会造成患者额外的症状，可能严重影响患者生活质量和社会功能，因此需要及时发现并尽量避免。了解电刺激激活域与副作用之间的关系（图6-3-1），往往

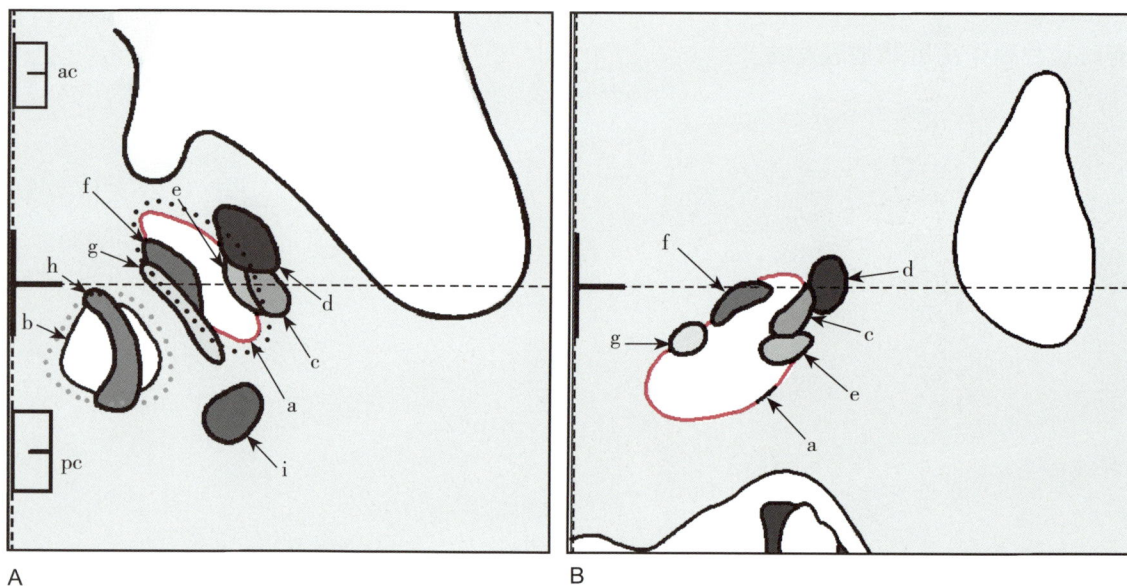

a：丘脑底核（STN）；b：红核；c：超直接通路区域，引起异动或者肌张力障碍；d：靠近内囊引起构音障碍；e：有时会引起面部的肌张力障碍或抽拉感；f：感觉异常；g：丘系前辐射或靠近黑质，引起出汗或感觉发热；h：动眼神经纤维，引起复视或视物模糊；i：内侧丘系引起麻木感；ac：前联合；pc：后联合。

图6-3-1　STN刺激诱发的副作用对应的解剖部位

A. 轴位；B. 冠状位。

可以在设置刺激参数时就可以避免副作用的发生，或尽量平衡副作用与疗效之间的关系，有利于程控的正常进行。

二、方法

电刺激诱发的副作用，与激活域范围内不想被激活的神经结构被过度激活有关。因此需要根据电极、触点解剖位置及其产生的激活域范围，来进行个体分析。每个患者对电刺激的耐受情况也不相同。下面主要描述电刺激引起的副作用，和可能刺激到的解剖结构（图6-3-2）。

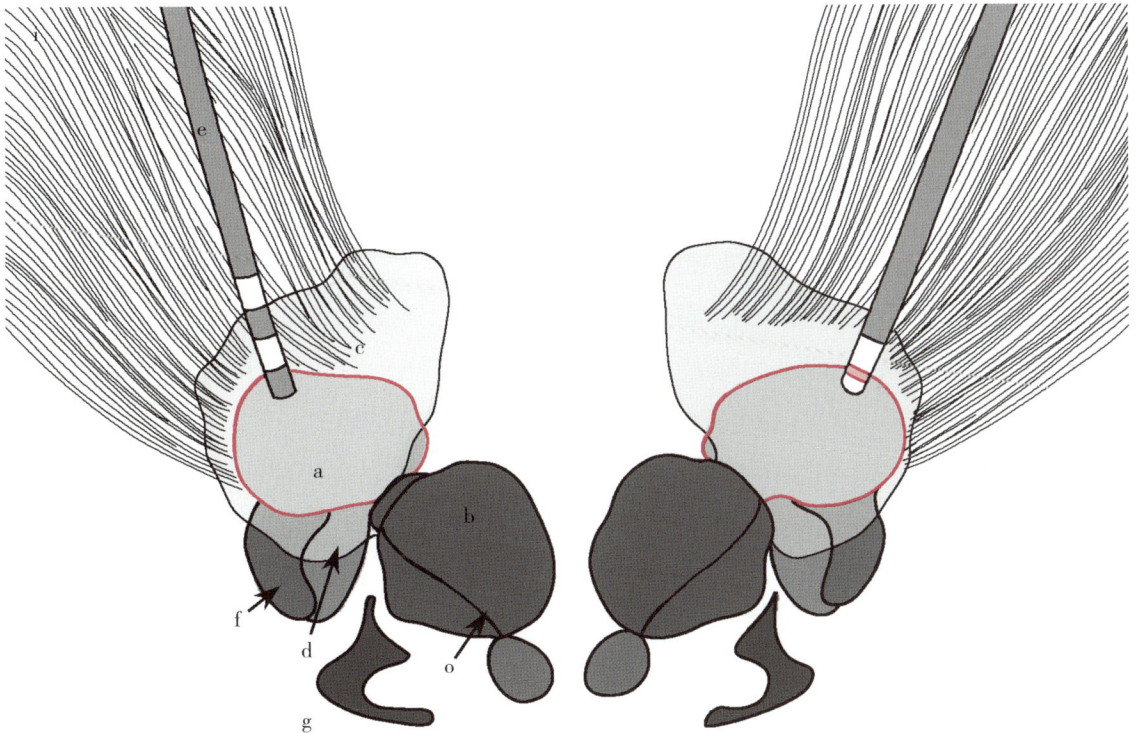

a: 丘脑底核（STN）；b: 红核；c: 未知带；d: 黑质致密部；e: 电极；f: 黑质网状部；g: 内侧丘系通路；o: 视束；i: 穿过 STN 前外侧的内囊后肢。

图6-3-2　丘脑底核周围解剖结构

常见的一些副作用：

1. 讲话困难或构音障碍　STN-DBS 时讲话困难或构音障碍可能是电刺激最常见的副作用之一。不同的文献报道发生率存在一定的差异，可能跟 STN 的宽度、电极位置和穿刺角度有关系。通常引起讲话困难的解剖结构在电极外侧的内囊和电极内下方的红核附近结构。

GPi-DBS 只有在优势半球侧电极形成的 VTA 刺激内囊时才会出现讲话困难，平时较少出现这种现象。

2. 视物模糊或视物重影　STN-DBS 时，这种现象通常与走行红核中（由后向前）的动眼神经被刺激有关。通常由最腹侧或次腹侧触点的高电压引起。

GPi-DBS 刺激到视束可以引起光亮，或看不清。

3. 感觉异常　STN-DBS 时感觉异常可以发生于 STN 的外侧靠近内囊的区域。可以有束带感、粘贴的感觉，或者激惹感。

GPi-DBS 靠近内囊时会有麻木抽搐感。

4. 麻木　STN-DBS 麻木过电的感觉，可能来自于 STN 后方的内侧丘系。但是往往能在数分钟内消失，如果不能消失则需要降低电压。

5. 异动症或肌张力障碍　STN 靠外侧有超直接通路，刺激过度可以引起舞蹈样异动症，下方靠近黑质还可以引起肌张力障碍。

GPi-DBS 背侧靠近 GPe 的区域刺激会引起异动症或肌张力障碍。

6. 内囊刺激症状　STN-DBS 或 GPi-DBS 时内囊刺激症状主要是锥体束受到激惹，引起抽搐、口角歪斜，舌头偏斜。

7. 情绪异常　STN-DBS 时刺激丘系前辐射、内侧的 VTA 区域，或者 STN 的边缘部，都可以引起各种情绪异常。比如冲动控制障碍、轻躁狂、躁狂、幻觉妄想。刺激 STN 背侧，有可能引起淡漠和抑郁。

GPi-DBS 较少引起精神症状，但有报道认为靠近 GPi 前上可能会有精神方面的改变。

8. 认知功能减退　既往研究显示，STN 电刺激可能引起某些患者认知功能受损，这种受损可能是延迟出现的并与电刺激影响了海马下托网络有关。通常引起认知受损的区域，在 STN 的连合部及连合部的前下方。调整后背侧的触点，可能能够减少这种认知的副作用。

GPi-DBS 较少出现认知功能的快速减退，反而其底部的基底核电刺激有可能改善认知。

9. 睡眠障碍　排除电刺激引起的下肢不宁综合征之后，刺激 STN 边缘部或内侧丘系前辐射可引起轻躁狂或者过度兴奋，可能引起睡眠障碍。

10. 头晕　有时刺激 STN 连合部太强了会引起头晕症状，或出现复视的时候也会引起头晕症状。

刺激 GPi 的连合部同样会引起头晕、心慌、恶心。

11. 共济失调或步态平衡障碍　刺激 STN 后内侧小脑传导束太强，会引起同济失调和步态平衡障碍。刺激 GPi 下方，有可能引起冻结步态，共济失调较为少见。

12. 下肢不宁综合征　刺激靠近黑质或 STN 底部靠外侧区域，会引起感觉异常或者下肢不宁综合征。

13. STN-DBS 时丘系前辐射或靠近黑质，刺激可引起出汗或感觉发热。

三、注意事项

刺激诱发的副作用，并不一定是即刻出现的，有时需要时间的酝酿。注意倾听患者和家属的主诉，必要时进行相应的评估和刺激参数降低，排查刺激诱发的副作用，这一点非常重要。要注意刺激引起的不良反应和疾病本身的症状之间的鉴别。

第四节
开机测试流程

一、目的

启动 DBS 机器，是患者开始接受 DBS 治疗的开始。开机测试流程是为了明确每个触点的治疗窗和产生副作用的刺激阈值。开始启动机器前，需要了解机器的运行状态、电极所在核团的位置、每个触点所在的解剖空间位置。需要了解患者的目前的疾病状态，最影响患者生活质量的疾病症状。

由于 DBS 术后存在微毁损现象，需在微毁损现象消失之后再进行精细的刺激参数设置。有一些中心会在初期设置一些比较低的参数帮助患者改善一些严重的运动症状，然后等微毁损效应结束以后再精细化地调整参数。

二、方法

开机当天早上不服用抗帕金森病药物。患者需要正常饮食。给患者进行查体，了解患者目前的疾病状态，和患者沟通：了解患者最想改善的症状。给患者沟通 DBS 治疗的特点。开始测试前保证电池的充足。查看患者术后影像资料（术后磁共振或 CT）。开机前先进行机器的电极及电池测试，了解机器及整个系统的连接状态。记录每个触点的阻抗。让患者在停药"OFF"期的状态下，分别测试双侧电极的每一个触点。从患者症状较重的对侧的电极开始测试，每个触点都从 0 开始，每增加 0.5V 的电压，给患者进行肢体运动症状查体（具体查体方法可以参考第二章运动症状的评估）。了解患者症状改善状态及是否有副作用，每增加 1V 给患者进行步态的测试。然后逐渐增加电压。每增加 0.5V，记录对应的疗效和副作用。当出现副作用时，逐渐降低电压，直到副作用消失，而后记录副作用出现的阈值。如果电压超过 3.5V 仍无副作用，没必要进一步提高电压寻求副作用。记录每个触点的刺激效果及副作用。选择每一侧最好的触点作为负极，脉冲发生器作为正极，根据不同的症状给予适当的参数（一般不大于 2V）。服用药物，观察是否有异动症等副作用。如果有异动症，减少刺激量（STN）或增加刺激量（GPi）。如果没有，可以结束第一次程控。

如果使用感知型脑起搏器，可以使用"调查"等方法，根据电生理数据筛查出最优触点和最佳治疗剂量。

三、注意事项

1. 记录疗效的时候，需要有一定的观察期，一般为 10~15 分钟。同时注意，如果从最腹侧触点开始刺激，而后逐渐往上更换触点，需要有一定时间的洗脱期。要注意患者有没有情绪方面的问题，这会影响测试效果。副作用和疗效记录在程控本上，有助于未来调整参数时参考。

2. 开机前需要充分了解患者的疾病状态。开机后要观察患者服药后的状态。开机参数：一般单极刺激，刺激量不要超过 2V。

3. 教会患者如何使用患者控制器、如何进行充电。

4. 与患者建立沟通渠道，必要时给患者留紧急联系方式。

开机测试流程见图 6-4-1。

ER6-4-1
开机测试流程

开始程控
（药物OFF）

查看术后影像（头部核磁或CT）和各种电生理数据（术中和实时）

测试所有触点的阻抗并记录 → 设置脉冲发生器作为正极，每个触点作为负极

记录每个触点测试的作用和副作用（0.5V步进） ← 设置脉宽为60μs，频率130Hz

确定每个触点的治疗窗

所有的触点均进行评估 — 不是

是

两个触点或更多触点治疗窗 — 不是

是

使用恒流模式再次盲试 → 选择每一侧最好的触点设置负极，脉冲发生器作为正极

评估患者刺激器开并服用药物后状态

异动？或其他副作用

不是 ——— 是

结束第一次程控 ← STN 降低/GPi 增加刺激量

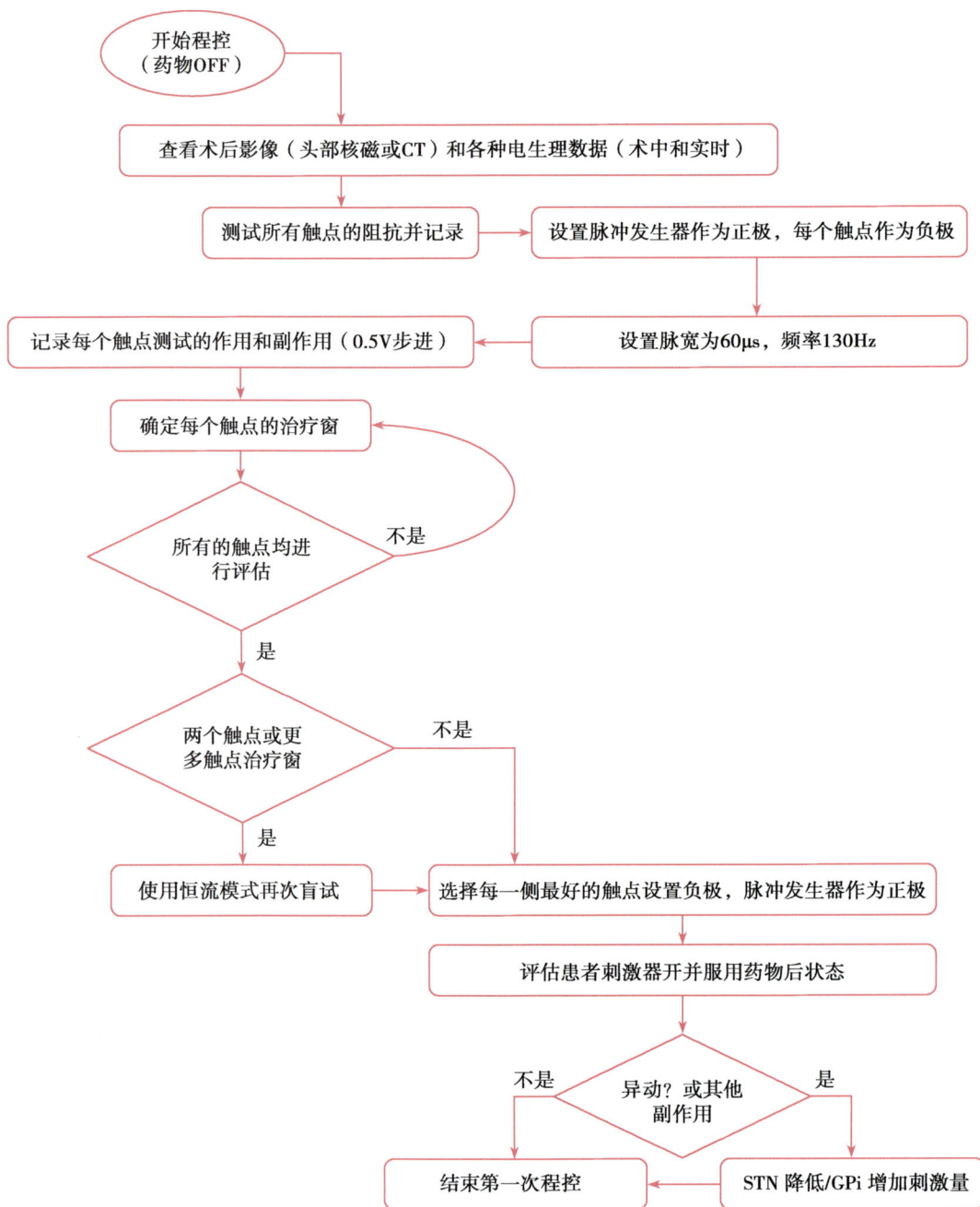

图 6-4-1 开机测试流程图

第五节
程控随访

一、目的

　　帕金森病是神经退行性疾病，随着疾病的进展，患者的症状会出现变化或波动的，因此每隔数个月可能就可能需要程控。DBS术后程控随访的目的就是及时管理患者的疾病状态，在患者的疾病出现改变时，可以通过术后的程控随访，改变刺激参数或药物调整，来改善患者的生活质量。同时，操作DBS的相关机器设备，在使用的过程中，可能需要定期检查设备的运行情况。因此，DBS术后程控是患者疾病治疗的重要一环，有助于维持患者较好的运动能力和生活质量。

二、方法

　　1. 常规门诊随访　　通常在开机后3个月、6个月、12个月进行随访，而后刺激参数通常趋于稳定，后续可以每年随访1~2次。患者进行程控随访当天不服用药物，正常饮食。给患者进行未服药状态的查体，掌握患者目前的疾病状态，和患者沟通并了解患者最近的疾病状态、身体健康状态，以及患者最想改善的症状，同时了解机器的使用状态，测试机器的阻抗等。

　　随访中评估患者的运动症状、认知能力和精神状态。通过与前次随访的情况对比，及时发现某个症状维度的恶化，进行干预。认知功能减退通常是慢性的，并且可能与刺激参数的设置有关，及时发现这种副作用从而调整刺激参数，对于患者长期生活质量的保证非常重要。针对患者的不同症状给予精准的刺激参数调整：

　　一般首先增加刺激量。如果改善欠佳，增加脉宽或频率。如果出现副作用，可以降低脉宽和频率。频率一般不要超过190Hz，脉宽一般不要超过120μs。通常高电压配合短的脉宽是比较好的搭配。如果出现中轴或冻结步态，可以使用交叉电脉冲、低频等刺激方式。

如果使用感知型脑起搏器，可以查看患者 60 天的场电位记录状态，针对患者的生物标志物变化，给予针对性的治疗参数和药物。

参数调整后给予药物，药物起效后再次查体后无异常方可离院。

2. 远程程控随访　有一些患者居住较远，难以配合门诊随访。或者部分患者症状出现阶梯式下降，需要动态调整刺激参数，不能坚持等到门诊随访时间节点才进行程控，这时需要给予远程程控。及时的远程程控随访可能起到一定的作用。远程程控随访过程中可能难以详细评估患者的肌张力症状，但是可以有针对性地改善患者主诉的症状。

三、注意事项

1. 电刺激引起的认知功能减退有一定滞后性，需要认真进行评估。

2. 刺激参数记录应该详尽，有助于未来的参考。

3. 远程程控不能准确评估患者的肌张力情况，因此效果可能较门诊随访下降，需做好解释工作。

4. 程控时要注意每个症状的改善时间，不同的症状改善症状时间不同，不苛求门诊解决所有问题。要告诉患者疾病的治疗需要时间。

随访流程图见图 6-5-1。

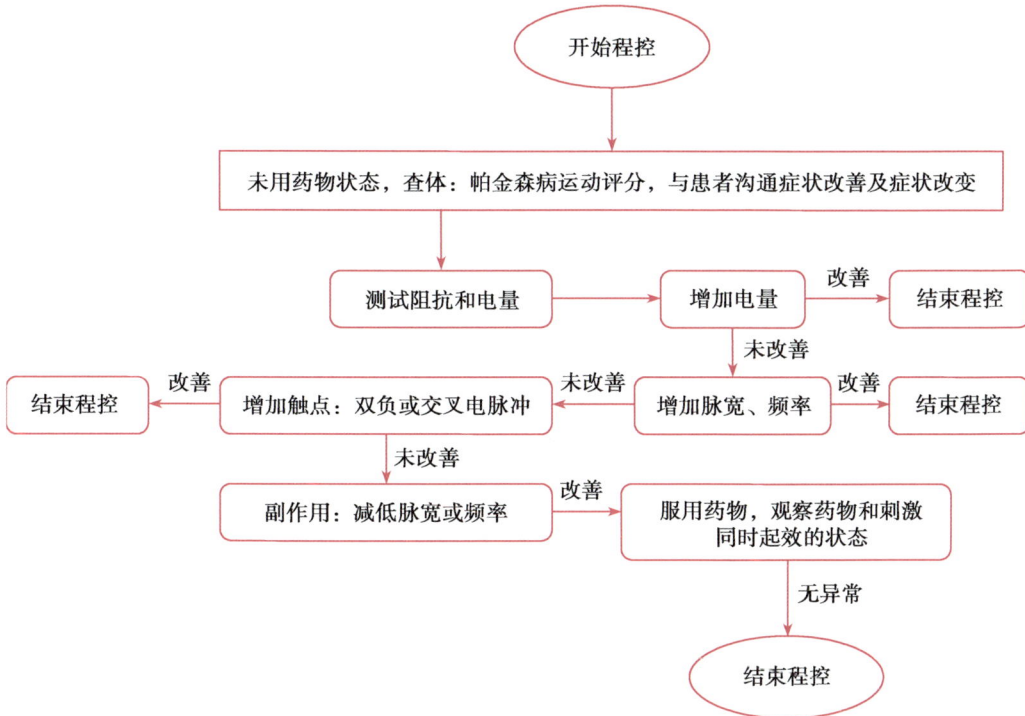

图 6-5-1 随访流程图

第六节
异动的程控

一、目的

在日常程控中，特别是刚开机的患者，会在启动机器或启动机器并服用抗帕金森病药物时出现异动：某个肢体或全身不自主扭动或舞动。异动会引起患者的不适、难以融入社会，甚至导致受伤，有一些患者就是以控制异动作为手术的主要改善目的。因此使用 DBS 治疗异动非常重要。

二、方法

辨别异动的诱因和异动的类型，异动通常可分为药物相关性异动和电刺激相关性异动。异动的类型可以按照药效的时间分为剂峰异动、剂末异动、双相异动等，还可以根据症状分为舞蹈样异动、肌张力障碍。还可以根据患者在静止期或运动状态下出现，分为运动诱发型异动或肌张力障碍。

针对药物相关性异动的改善有两种方式，一种是电刺激直接抑制异动，一种是通过改善运动症状降低药量从而减少异动。STN-DBS 的背侧 ZI 区和 H$_2$ 区的电刺激可以直接改善多种类型的异动。注意电刺激的强度通常不需要很高脉宽，因为过强的刺激反而可能引起肌张力障碍。GPi-DBS 的异动抑制区域通常在 GPi 的中部内侧或靠下区域。

电刺激诱发的异动，需要降低刺激强度，尤其是电压和脉宽，必要时还可以降低频率。如果单侧异动，可以先减少异动肢体的电压，后减少脉宽，必要时可以更换触点，选用最背侧的触点，一般会减少异动。也可以更换为交叉电脉冲或双极刺激。

三、注意事项

1. 运动诱发型异动有时很难调控，通常 STN-DBS 直接电刺激抑制的效果不佳，GPi-DBS 中、底部刺激有时有效。有一些非常轻微的不影响生活的异动，并不一定要绝对控制，因为有这种异动的时候患者可能运动症状的整体改善更佳。

2. 注意识别各种类型的肌张力障碍，这很可能是运动症状改善后困扰患者生活质量的重要症状。有些患者药物关期肌张力障碍的出现与减少抗帕金森病药量有关。

3. 开机参数不要太高，特别是术前有异动的患者，开机参数要逐渐增加。

4. 开机患者启动机器后，观察 20 分钟后，再给予抗帕金森病药物，服用抗帕金森病药物后观察 40 分钟以上，无异动才能离开医院。

5. 如果术前服用药物有异动的患者，开机即可以减药。

6. 刺激参数方面，不建议使用超过 60μs 的脉宽。

异动的程控流程见图 6-6-1。

```
        ┌─────────────────┐
        │   刺激诱发的异动   │
        └─────────────────┘
                 │
                 ▼
┌──────────────────────────────────────────────┐   改善    ┌──────────┐
│ 逐渐的、缓慢的、阶梯型减少刺激幅度（电流或电压）0.5~1 │ ───────→ │  结束程控  │
└──────────────────────────────────────────────┘          └──────────┘
                 │
                 ▼
        ┌──────────┐    不是    ┌──────────┐
        │  治疗窗窄  │ ───────→ │  结束程控  │
        └──────────┘           └──────────┘
             │ 是
             ▼
        ┌────────────────┐
        │ 激活最背侧的一个触点 │
        └────────────────┘
             │
             ▼
        ┌──────────┐         ┌──────────┐   不是   ┌──────────┐
        │ 单极刺激模式 │ ─────→ │  治疗窗窄  │ ──────→ │  结束程控  │
        └──────────┘         └──────────┘          └──────────┘
                                  │ 是
                                  ▼
                          ┌───────────────┐
                          │ 转换为双极刺激模式 │
                          └───────────────┘
                                  │
                                  ▼
        ┌───────────────┐  是   ┌──────────┐   不是   ┌──────────┐
        │ 转换为交叉电脉冲模式 │ ←──── │  治疗窗窄  │ ──────→ │  结束程控  │
        └───────────────┘       └──────────┘          └──────────┘
                 │
                 ▼
┌──────────┐  不是  ┌──────────┐  是   ┌──────────────┐       ┌────────────────────┐
│  结束程控  │ ←──── │  治疗窗窄  │ ────→ │ 转换为低频模式   │ ────→ │ 服用药物，观察药物       │
└──────────┘       └──────────┘       │ （小于100Hz）  │       │ 和刺激同时起效的状态   │
                                      └──────────────┘       └────────────────────┘
                                                                      │ 无异常
                                                                      ▼
                                                              ┌──────────┐
                                                              │  结束程控  │
                                                              └──────────┘
```

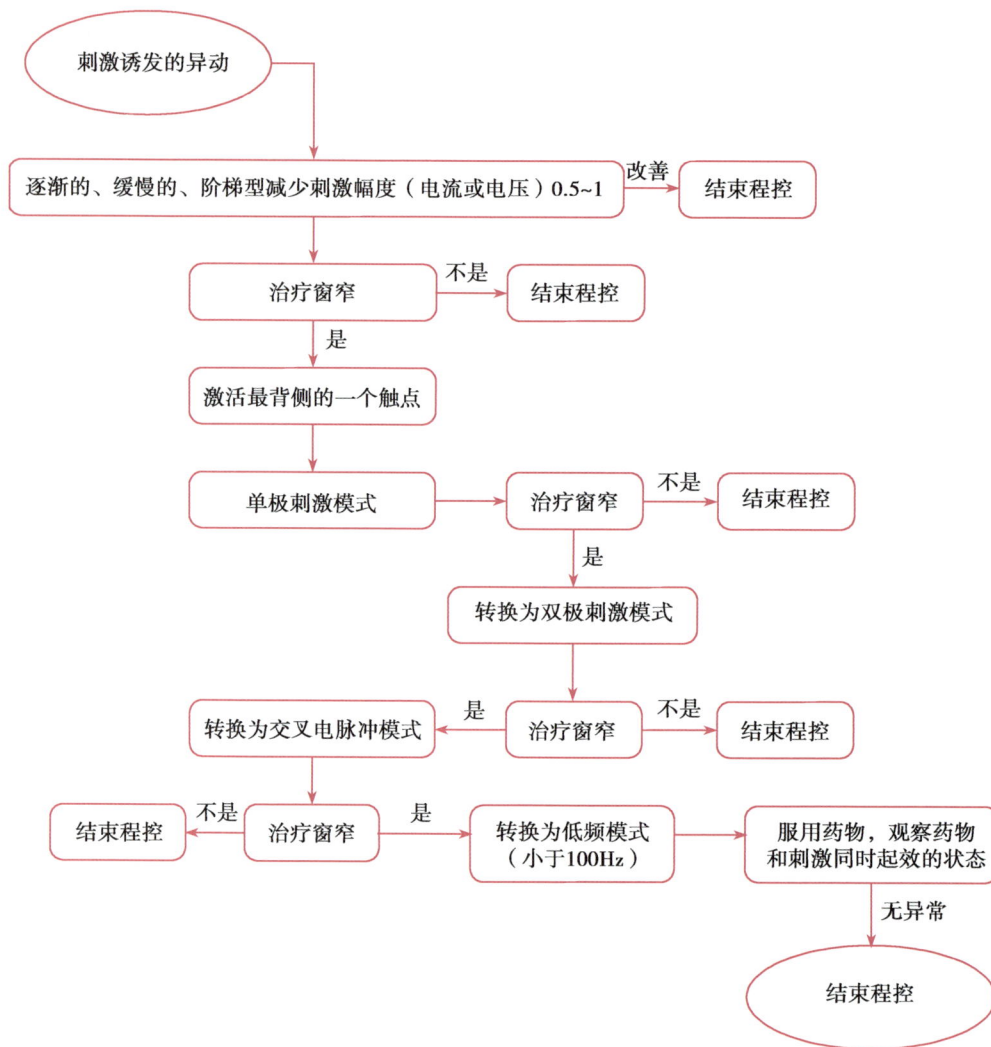

图 6-6-1 异动的程控流程图

第七节
内囊性症状的程控

一、目的

　　STN 和 GPi 之间的内囊是内囊后肢的一部分，内含皮质脊髓束、皮质红核束、部分额桥束和投射至中央后回的丘脑上辐射。程控时常见患者出现对侧肢体抽搐、构音障碍、双眼向一侧的凝视等，这些都可能是刺激到 STN 外侧或苍白球内侧的内囊性症状。内囊是锥体系统的重要传输通道。电刺激引起肢体症状，会造成患者一定的痛苦。清楚地辨认内囊刺激的症状，并给予正确的处理，可以减少刺激带给患者的副作用。

二、方法

　　1. 症状的确认　在程控中，首先要辨别是刺激引起的肢体抽搐还是帕金森病患者常见的肌肉僵直或肌张力障碍。如果与刺激非常相关的肢体的抽搐、构音障碍、双侧眼球的偏转，均提示刺激到了内囊。因为涉及额桥束和皮质脊髓束，因此刺激电极对侧肢体和面部、舌都可能会出现肌肉抽搐的表现。可以通过反复降低电压，待症状消失，而后再升高电压诱发症状来确认。

　　2. 程控的原则　改善内囊性症状的程控参数相对简单，就是缩小激活域的横向范围。最容易诱发的刺激参数是电压，而后是脉宽，所以优先降低电压。由于皮质脊髓束神经纤维比较敏感，通常单纯降低频率仍会诱发症状，只是程度稍减轻。对于运动症状改善不够显著的患者，可以使用多触点程控，优先推荐使用交叉电脉冲功能。

　　针对内囊性症状的程控方法如下：第一步减少刺激强度。第二步减少脉宽。第三步更换刺激触点，选用更背侧的触点。第四步使用交叉电脉冲。第五步使用双极刺激。第六步减少频率。

三、注意事项

1. 触点的电阻在一段时间刺激之后会降低，这是原本没有的皮质脊髓束被刺激的症状随着时间延长会出现，所以会有延迟的副作用。

2. 皮质脊髓束的症状，有时容易跟肌张力障碍的症状混淆。具体请见前文症状学相关描述。

3. 刺激出现内囊性症状，说明电极植入可能有偏差（STN 偏外和偏前，GPi 偏内和偏后），因此，需要考虑使用重塑刺激电场的方法。

4. 要掌握每个触点的解剖所在，可以更好地选择优良的触点，使用优良的电场形状。

构音障碍的程控流程见图 6-7-1。

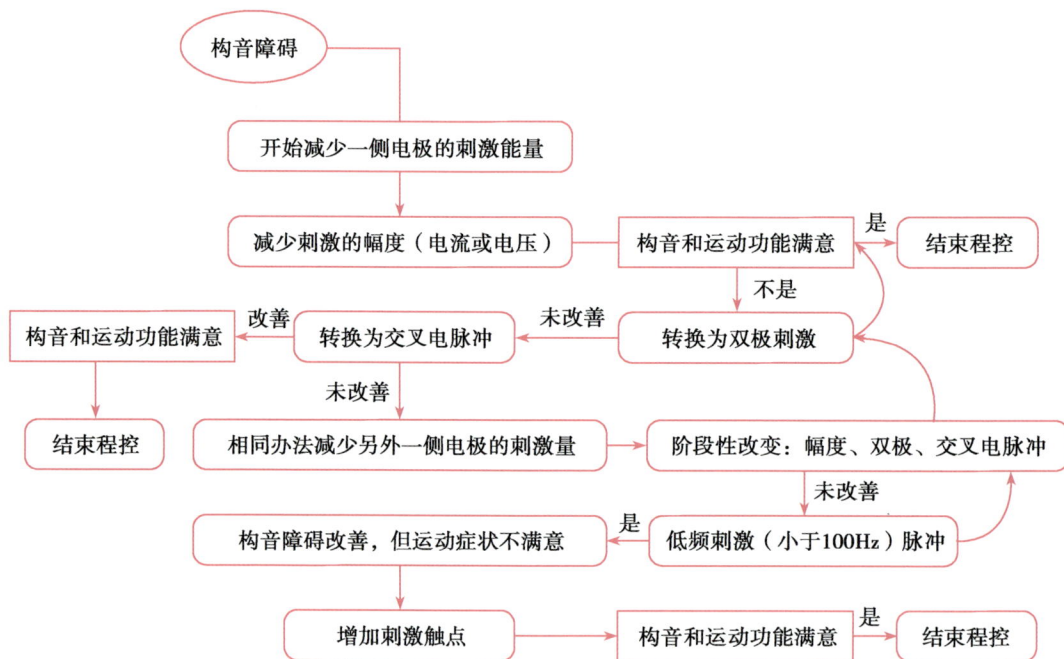

图 6-7-1 构音障碍的程控流程图

第八节
步态障碍的程控

一、目的

步态障碍是帕金森病的四大核心运动症状之一，严重影响患者的生活质量和活动范围，束缚了陪护者，因此也是患者最多主诉希望解决的症状，甚至是很多患者衡量 DBS 手术是否成功的核心标准。步态障碍是程控中常见且比较困难的症状。

二、方法

1. 步态障碍的分类与评估　帕金森病的步态障碍，通常可以分为拖曳步态、前冲步态、冻结步态，但是有一些异动和肌张力障碍引起的步态异常，则需要经验丰富的医生来判定异常的肌肉群。帕金森病还会有腰椎、骶髂关节、膝关节、踝关节、梨状肌综合征等原因引起的步态障碍，需要进行鉴别。有一些平衡障碍和精神因素引起的步态障碍，更是需要仔细查体才能够鉴别。

2. 步态障碍的诱因分析　药效、电刺激、情绪、环境，多种因素都可以影响帕金森病患者的步态。明确步态障碍的诱因，可以快速定位程控策略，有助于减少程控的试错时间。

3. 不同类型的步态障碍的程控

（1）先通过调整刺激参数，使患者两条腿的肌张力降低到 1 分及以下，是确保能够正常行走的必要条件。如果肌张力太低也不能行走，患者常会感觉腿部松软乏力。

（2）其次调整刺激参数时，双腿的单腿支撑时间超过 3 秒，则很少发生冻结步态。如果仍有冻结步态，可尝试"感觉线索"来改善，如不能改善，可以试试降低刺激频率。黑质网状部的低电压、低频或低脉宽的联合刺激可能有效。

（3）仍存在拖曳步态，往往是拖曳的那条腿上抬无力，可以刺激超值接通路或黑质网状部获得改善。

（4）如果前冲步态是帕金森病本身症状，通过调整刺激参数改变患者的腰部站立角度、踝关节肌张力，通常可以明显改善。如果是电刺激引起的前冲步态或者后仰，则可能刺激了小脑通路，可适当降低相应触点的电压或者降低整体的刺激频率。

（5）电刺激引起的走路后仰有可能与红核周围小脑传导束刺激过度有关，也可能与腰腿部无力有关，需要鉴别并进行相应的调整。

4. 根据帕金森病冻结步态根据药物的反应又分为药物反应性、药物抵抗性和药物诱导性三种。针对不同的冻结步态，程控方案不同。

（1）药物反应型冻结：增加左旋多巴药物剂量、STN 背侧或 GPi 腹侧触点刺激、增加 MAO-B 型抑制剂或金刚烷胺等药物。

（2）药物诱发型冻结：减少左旋多巴的药物剂量，增加背外侧 STN 刺激、背侧 GPi 刺激的剂量，使用 STN 联合黑质高频或低频刺激、交叉电脉冲。

（3）药物抵抗型冻结：增加最好侧肢体对侧的刺激强度、降低 STN 低频刺激、使用 STN 联合黑质高频或低频刺激、交叉电脉冲。

三、注意事项

1. 步态障碍的分类分型对于刺激参数的调整指导意义重大，可学习步态分析，而后能够更好地理解刺激参数对步态参数的影响。如何平衡震颤、僵硬、运动迟缓的运动症状与步态障碍的参数有时一致、有时冲突，需要鉴别。

2. 冻结步态是一种复杂的现象，需要结合步态的锻炼，建议患者联合步态的训练。

3. 冻结步态的改善时间较长，要给患者充分的信心。

4. 高频 >130Hz；低频 <80Hz。

步态障碍程控流程见图 6-8-1。

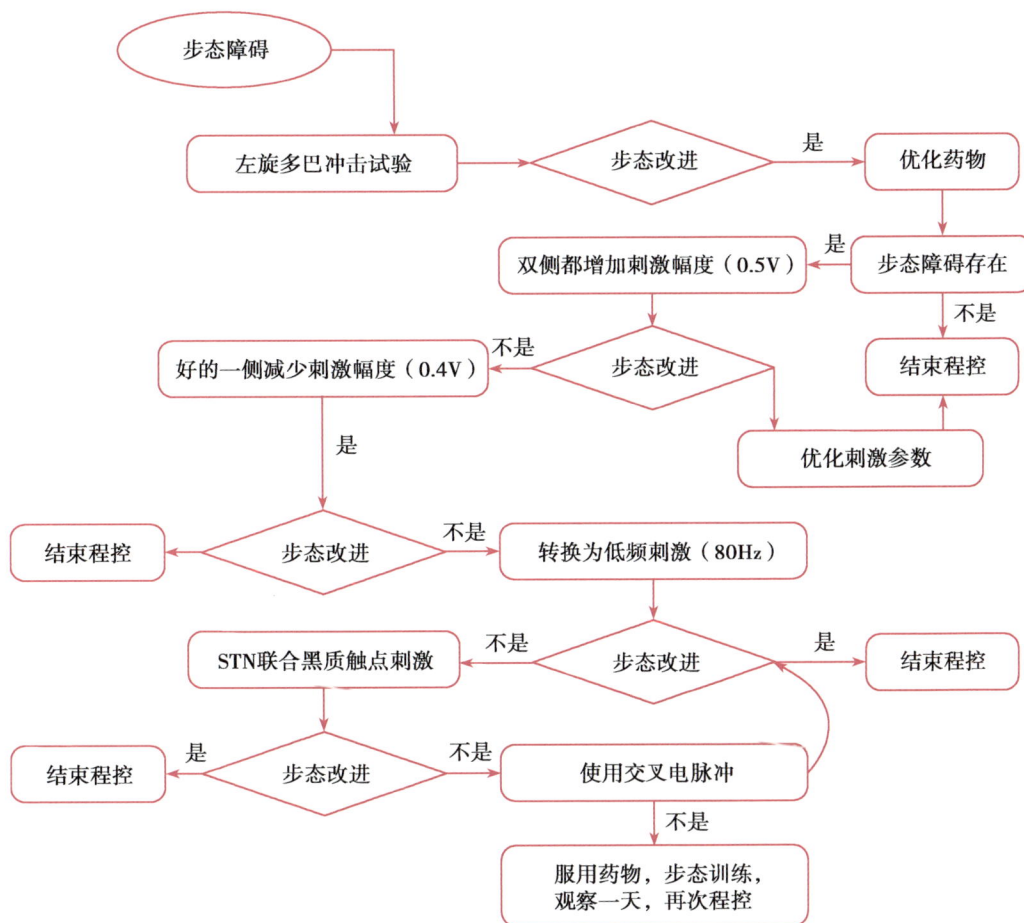

图 6-8-1 步态障碍程控流程图

参考文献

1. 埃尔文·小蒙哥马利.脑深部电刺激程控：原理和实践［M］.李楠，译.上海：上海科学技术文献出版社，2017.

2. 凌至培，汪业汉.立体定向和功能神经外科学［M］.北京：人民卫生出版社，2018.

3. 姚家庆，戴蘅茹.人脑立体定位应用解剖［M］.合肥：安徽科学技术出版社，1992.

4. 谢韬，路世龙，张世忠.MRI 下眦耳线与前联合-后联合线在矢状平面投射夹角的临床应用［J］.中华神经医学杂志，2013，12（6）：617-620.

5. 徐欣.帕金森病健康管理手册［M］.北京：人民卫生出版社，2023.

6. PICILLO M，LOZANO AM，KOU N，et al. Programming Deep Brain Stimulation for Parkinson's Disease：The Toronto Western Hospital Algorithms［J］. Brain Stimul，2016，9（3）：425-437.

7. LOZANO AM，LIPSMAN N，BERGMAN H，et al. Deep brain stimulation：current challenges and future directions［J］. Nat Rev Neurol，2019，15（3）：148-160.

8. TODA H，SAWAMOTO N，HANAKAWA T，et al. A novel composite targeting method using high-field magnetic resonance imaging for subthalamic nucleus deep brain stimulation［J］. J Neurosurg，2009，111（4）：737-745.

9. THOMPSON JA，YIN D，OJEMANN SG，et al. Use of the Putamen as a Surrogate Anatomical Marker for the Internal Segment of the Globus Pallidus in Deep Brain Stimulation Surgery［J］. Stereotact Funct Neurosurg，2017；95（4）：229-235.

10. WONG AK，SHILS JL，SANI SB，et al. Intraoperative Neuromonitoring［J］. Neurol Clin，2022，40（2）：375-389.

附表 1　贝克焦虑量表（BAI）

	无（0分）	轻度（1分） 没有太困扰我	中度（2分） 有时并不愉快	严重（3分） 这让我很困扰
麻木或刺痛	☐	☐	☐	☐
感觉很热	☐	☐	☐	☐
腿部摇晃	☐	☐	☐	☐
无法放松	☐	☐	☐	☐
害怕最坏的情况发生	☐	☐	☐	☐
头晕或头重脚轻	☐	☐	☐	☐
心跳加速	☐	☐	☐	☐
不安稳	☐	☐	☐	☐
害怕	☐	☐	☐	☐
紧张	☐	☐	☐	☐
窒息感	☐	☐	☐	☐

续表

	无（0分）	轻度（1分） 没有太困扰我	中度（2分） 有时并不愉快	严重（3分） 这让我很困扰
双手颤抖	☐	☐	☐	☐
摇晃 / 不稳定	☐	☐	☐	☐
害怕失去控制	☐	☐	☐	☐
呼吸困难	☐	☐	☐	☐
害怕死亡	☐	☐	☐	☐
惊恐	☐	☐	☐	☐
消化不良	☐	☐	☐	☐
头晕 / 头重脚轻	☐	☐	☐	☐
脸涨红	☐	☐	☐	☐
热 / 冷汗	☐	☐	☐	☐

0~21：轻度焦虑　22~35：中度焦虑　>36：重度焦虑

附表 2　贝克抑郁量表第二版（BDI-II）

本量表翻译自 1996 年版本，用于患者自我评分，在每组中挑选出最能描述您在过去两周（包括今天）的感受的陈述。

1. 悲伤

    0 分　我不感到难过。

    1 分　我感到难过。

    2 分　我一直很伤心，我无法从中走出来。

    3 分　我非常伤心和不快乐，我无法忍受。

2. 悲观主义

    0 分　我对未来并不特别沮丧。

    1 分　我对未来感到沮丧。

    2 分　我觉得我没有什么可期待的。

    3 分　我觉得未来没有希望，情况无法改善。

3. 过去的失败

    0 分　我不觉得自己是个失败者。

    1 分　我觉得我比一般人更失败。

    2 分　当我回顾自己的一生时，我所能看到的只是很多失败。

    3 分　我觉得我作为一个人完全失败。

4. 失去快乐

    0 分　我从事物中获得的满足感和以前一样多。

    1 分　我不再像以前那样享受事物。

    2 分　我不再从任何事情中获得真正的满足感。

    3 分　我对一切都不满意或感到无聊。

5. 内疚感

    0 分　我并不感到特别内疚。

    1 分　我大部分时间都感到内疚。

    2 分　大多数时候我都感到相当内疚。

    3 分　我一直感到内疚。

6. 惩罚感

    0 分　我不觉得我受到了惩罚。

    1 分　我觉得我可能会受到惩罚。

    2 分　我预计会受到惩罚。

    3 分　我觉得我受到了惩罚。

7. 自我厌恶

    0 分　我不会对自己感到失望。

    1 分　我对自己很失望。

    2 分　我对自己感到厌恶。

    3 分　我恨我自己。

8. 自我批判

    0 分　我不觉得我比任何人差。

    1 分　我对自己的弱点或错误持批评态度。

    2 分　我一直为自己的错误责备自己。

    3 分　我为发生的一切坏事责备自己。

9. 自杀念头或愿望

    0 分　我没有任何自杀的想法。

    1 分　我有自杀的念头，但我不会去做。

    2 分　我想自杀。

    3 分　如果有机会，我会自杀的。

10. 哭泣

    0 分   我不再像平时那样哭泣。

    1 分   我现在比以前哭得更多了。

    2 分   我现在一直在哭。

    3 分   我以前可以哭，但现在即使我想哭也哭不出来。

11. 烦躁感

    0 分   我并没有比以前更烦躁。

    1 分   我现在比平时稍微烦躁一些。

    2 分   我非常不安或烦躁，很难保持静止。

    3 分   我非常烦躁，以至于我必须继续移动或做某事。

12. 失去兴趣

    0 分   我没有对其他人失去兴趣。

    1 分   我对其他人的兴趣不如以前了。

    2 分   我已经对其他人失去了大部分兴趣。

    3 分   我已经对其他人失去了所有的兴趣。

13. 难以决定

    0 分   我尽可能地做决定。

    1 分   我比以前更推迟做决定。

    2 分   我做决定比以前更难了。

    3 分   我根本无法再做决定了。

14. 价值感

    0 分   我不觉得我没有价值。

    1 分   我不认为自己像从前一样有价值。

    2 分   我觉得自己比别人无用。

    3 分   我觉得自己一文不值。

15. 丧失动力

    0 分　我和以前一样精力充沛。

    1 分　我的精力比以前少了。

    2 分　我没有足够的精力做很多事情。

    3 分　我根本什么工作都做不了。

16. 睡眠模式

    0 分　我可以像往常一样睡得很好。

    1 分　我睡得比平时多一些 / 少一些。

    2 分　我睡得比平时多很多 / 少很多。

    3 分　我在一天的大多数时候都在睡觉 / 我比以前早醒了几个小时且无法再次入睡。

17. 易怒

    0 分　一如往常。

    1 分　我比以前要急躁一点。

    2 分　我比以前急躁得多。

    3 分　我一直很烦躁。

18. 食欲

    0 分　我的胃口一如往常。

    1 分　我的胃口比以前小一点 / 大一点。

    2 分　我的胃口比以前小得多 / 大得多。

    3 分　我根本没有胃口 / 我一直想吃东西。

19. 专注力

    0 分　我可以像以前一样集中注意力。

    1 分　我不能像往常那样集中注意力。

    2 分　我很难长时间专注于任何事情。

    3 分　我发现我无法专注于任何事情。

20. 疲劳感

　　0 分　和以往相比，我并不容易疲倦。

　　1 分　我比过去容易觉得疲倦。

　　2 分　我做任何事都感到疲倦。

　　3 分　我太易疲倦了，不能干任何事。

21. 性欲减退

　　0 分　一如往常。

　　1 分　我对性的兴趣不如以前了。

　　2 分　我对性几乎没有兴趣。

　　3 分　我已经完全对性失去了兴趣。

解释贝克抑郁量表

　　现在您已经完成了问卷，通过计算您标记的每个问题右侧的数字，将 21 个问题中每个问题的分数相加，整个测试的最高可能总数为 63 分。

　　您可以根据下表评估您的抑郁症。

0~13 ————这些起伏被认为是正常的

14~19 ————轻度抑郁

20~28 ————中度抑郁

29~63 ————重度抑郁

附表 3 汉密尔顿焦虑量表 (HAMA)

项目	说明	无症状	轻微	中等	重度	极重
焦虑心境	担心、担忧，感到有最坏的事情将要发生，容易激惹。	0	1	2	3	4
紧张	紧张感、易疲劳、不能放松，情绪反应，易哭、颤抖、感到不安。	0	1	2	3	4
害怕	害怕黑暗、陌生人、一人独处、动物、乘车或旅行及人多的场合。	0	1	2	3	4
失眠	难以入睡、易醒、睡的不深、多梦、梦魇、夜惊、醒后感疲倦。	0	1	2	3	4
认知功能	或称记忆、注意障碍。注意力不能集中，记忆力差。	0	1	2	3	4
抑郁心境	丧失兴趣、对以往爱好缺乏快感、忧郁、早醒、昼重夜轻。	0	1	2	3	4
肌肉系统症状	肌肉酸痛、活动不灵活、肌肉抽动、肢体抽动、牙齿打颤、声音发抖。	0	1	2	3	4
感觉系统症状	视物模糊、发冷发热、软弱无力感、浑身刺痛。	0	1	2	3	4
心血管系统症状	心动过速、心悸、胸痛、血管跳动感、昏倒感、心搏脱漏。	0	1	2	3	4
呼吸系统症状	胸闷、窒息感、叹息、呼吸困难。	0	1	2	3	4

续表

项目	说明	无症状	轻微	中等	重度	极重
胃肠道症状	吞咽困难、嗳气、消化不良（进食后腹痛、胃部烧灼痛、腹胀、恶心、胃部饱感）、肠鸣、腹泻、体重减轻、便秘。	0	1	2	3	4
生殖泌尿系统症状	尿意频数、尿急、停经、性冷淡、过早射精、勃起不能、阳痿。	0	1	2	3	4
植物神经系统症状	口干、潮红、苍白、易出汗、易起"鸡皮疙瘩"、紧张性头痛、毛发竖起。	0	1	2	3	4
会谈时行为表现	（1）一般表现：紧张、不能松弛、忐忑不安、咬手指、紧紧握拳、摸弄手帕、面肌抽动、不停顿足、手发抖、皱眉、表情僵硬、肌张力高、叹息样呼吸、面色苍白。 （2）生理表现：吞咽、打嗝、安静时心率快、呼吸快（20 次 /min 以上）、腱反射亢进、震颤、瞳孔放大、眼睑跳动、易出汗、眼球突出。	0	1	2	3	4

总分：

【结果分析】

总分超过 29 分，可能为严重焦虑。

超过 21 分，肯定有明显焦虑。

超过 14 分，肯定有焦虑。

超过 7 分，可能有焦虑。

小于 6 分，病人没有焦虑症状。

附表 4 汉密尔顿抑郁量表（HAMD-17）

（>24 分，可能为严重抑郁；>17 分，可能是轻或中度等的抑郁；如 <7 分，没有抑郁）

1. 抑郁情绪　　　（0）无；
　　　　　　　　（1）只在问到时才诉述；
　　　　　　　　（2）在谈话中自发地表达；
　　　　　　　　（3）不用言语也可以从表情、姿势、声音或欲哭中流露出这种情绪；
　　　　　　　　（4）病人的自发语言和非言语表达（表情、动作），几乎完全表现为这种情绪。

2. 有罪感　　　　（0）无；
　　　　　　　　（1）责备自己，感到自己已连累他人；
　　　　　　　　（2）认为自己犯了罪，或反复思考以往的过失和错误；
　　　　　　　　（3）认为目前的疾病是对自己错误的惩罚，或有罪恶妄想；
　　　　　　　　（4）罪恶妄想伴有指责或威胁性幻觉。

3. 自杀　　　　　（0）无；
　　　　　　　　（1）觉得活着没意思；
　　　　　　　　（2）希望自己已经死去，或常想到与死有关的事；
　　　　　　　　（3）消极观念（自杀念头）；
　　　　　　　　（4）有严重自杀行为。

4. 入睡困难　　　（0）无；
　　　　　　　　（1）主诉有时有入睡困难，即上床后半小时仍不能入睡；
　　　　　　　　（2）主诉每晚均入睡困难。

5. 睡眠不深　　　（0）无；
　　　　　　　　（1）睡眠浅多噩梦；
　　　　　　　　（2）半夜（晚 12 点以前）曾醒来（不包括上厕所）。

6. 早醒	（0）无； （1）有早醒，比平时早醒 1 小时，但能重新入睡； （2）早醒后无法重新入睡。
7. 工作和兴趣	（0）无； （1）提问时才诉述； （2）自发地直接或间接表达对活动、工作或学习失去兴趣，如感到没精打采，犹豫不决，不能坚持或需强迫才能工作或活动； （3）病室劳动或娱乐不满 3 小时； （4）因目前的疾病而停止工作，住院者不参加任何活动或者没有他人帮助便不能完成病室日常事务。
8. 迟缓：指思维和言语缓慢，注意力难以集中，主动性减退	（0）无； （1）精神检查中发现轻度迟缓； （2）精神检查中发现明显的迟缓； （3）精神检查困难； （4）完全不能回答问题（木僵）。
9. 激越	（0）无； （1）检查时表现得有些心神不宁； （2）明显的心神不宁或小动作过多； （3）不能静坐，检查中曾起立； （4）搓手，咬手指，扯头发，咬嘴唇。
10. 精神性焦虑	（0）无； （1）问及时才诉述； （2）自发地表达； （3）表情和言谈流露出明显忧虑； （4）明显惊恐。

11. 躯体性焦虑	指焦虑的生理症状，包括口干，腹胀，腹泻，打嗝，腹绞痛，心悸，头痛，过度换气和叹息，以及尿频和出汗等。 （0）无； （1）轻度； （2）中度；有肯定的上述症状； （3）重度，上述症状严重，影响生活或需加处理； （4）严重影响生活和活动。
12. 胃肠道症状	（0）无； （1）食欲减退，但不需他人鼓励便自行进食； （2）进食需他人催促或请求应用泻药或助消化药。
13. 全身症状	（0）无； （1）四肢、背部或颈部沉重感，背痛，头痛，肌肉疼痛，全身乏力或疲倦； （2）症状明显。
14. 性症状：指性欲减退、月经紊乱等。	（0）无； （1）轻度； （2）重度； （3）不能肯定，或该项对被评者不适合（不计入总分）。
15. 疑病	（0）无； （1）对身体过分关注； （2）反复思考健康问题； （3）有疑病妄想； （4）伴幻觉的疑病妄想。
16. 体重减轻	（0）无； （1）1周内体重减轻 0.5kg 以上； （2）一周内体重减轻 1kg 以上。

续表

17. 自知力	（0）知道自己有病，表现为忧郁； （1）知道自己有病，但归于伙食太差、环境问题、工作过忙、病毒感染或需要休息等； （2）完全否认有病。

总分：

附表 5 蒙特利尔认知评估量表（MoCA）

Montreal Cognitive Assessment (MoCA) Beijing Version
蒙特利尔认知评估北京版

出生日期：
教育水平： 姓名：
性别： 检查日期：

视空间与执行功能	复制立方体	画钟表(11点过10分)(3分)	得分

戊 结束　甲
5
乙　②
①
开始
丁　④　③
丙

[ ]　　　　　[ ]

[ ]　　[ ]　　[ ]
轮廓　数字　指针　　／5

命名

[ ]　　　　　[ ]　　　　　[ ]　　／3

记忆	读出下列词语，而后由患者重复 上述过程重复2次 5分钟后回忆		面孔	天鹅绒	教堂	菊花	红色	不计分
		第一次						
		第二次						

注意	读出下列数字，请患者重复 (每秒1个)	顺背　[ ] 21854 倒背　[ ] 742	／2

读出下列数字，每当数字1出现时，患者必须用手敲打一下桌面，错误数大于或等于2个不给分
[ ] 52139411806215194511141905112　　／1

100连续减7　　[ ]93　　[ ]86　　[ ]79　　[ ]72　　[ ]65
4~5个正确给3分，2~3个正确给2分，1个正确给1分，全都错误为0分　　／3

语言	重复：我只知道今天张亮是来帮过忙的人　[ ] 狗在房间的时候，猫总是躲在沙发下面　[ ]	／2

流畅性：在1分钟内尽可能多的说出动物的名字　　　　[ ] ___(N≥11 名称)　　／1

抽象	词语相似性：如香蕉-橘子=水果　[ ]火车-自行车　[ ]手表-尺子	／2

延迟回忆	回忆时不能提示	面孔 [ ]	天鹅绒 [ ]	教堂 [ ]	菊花 [ ]	红色 [ ]	仅根据非提示回忆计分	／5
选项	分类提示							
	多选提示							

定向	[ ]日期　[ ]月份　[ ]年代　[ ]星期几　[ ]地点　[ ]城市	／6

总分　　___／30

附表 6　简易精神状态检查量表（MMSE）

项目				积分			
定向力（10分）	1. 今年是哪一年？					1	0
	现在是什么季节？					1	0
	现在是几月份？					1	0
	今天是几号？					1	0
	今天是星期几？					1	0
	2. 你住在哪个省？					1	0
	你住在哪个县（区）？					1	0
	你住在哪个乡（街道）？					1	0
	咱们现在在哪个医院？					1	0
	咱们现在在第几层楼？					1	0
记忆力（3分）	3. 告诉你三种东西，我说完后，请你重复一遍并记住，待会还会问你（各1分，共3分）				3	2	1	0
注意力和计算力（5分）	4. 100-7=？ 连续减5次（93、86、79、72、65。各1分，共5分。若错了，但下一个答案正确，只记一次错误）	5	4	3	2	1	0
回忆能力（3分）	5. 现在请你说出我刚才告诉你让你记住的那些东西？				3	2	1	0
语言能力（9分）	6. 命名能力						
	出示手表，问：这个是什么东西？					1	0
	出示钢笔，问：这个是什么东西？					1	0

续表

项目	积分
语言能力（9分）　7. 复述能力 我现在说一句话，请跟我清楚的重复 一遍（四十四只石狮子）!	1　0
8. 阅读能力 （闭上你的眼睛）请你念念这句话， 并按上面意思去做!	1　0
9. 三步命令 我给您一张纸请您按我说的去做，现 在开始："用右手拿着这张纸，用两 只手将它对折起来，放在您的左腿 上。"（每个动作1分，共3分）	3　2　1　0
10. 书写能力要求受试者自己写一句完 整的句子	1　0
11. 结构能力 （出示图案）请你照上面图案画下来!	1　0

附表 7 统一帕金森病评分量表（MDS-UPDRS）

第一部分
日常生活中的非运动症状（nM-EDL）

第 1A 部分：复杂行为［由评分者填写］

主要信息来源： 患者 照料者 患者和照料者

1.1 认知功能损害

给患者［及照料者］的指导语：在过去的一周内，您是否觉得在记忆力、与人交谈、专心、清晰地思考，或是在家附近或街道中找路等方面有困难呢？［如果患者回答是，评分者应要求患者或照料者详细说明并探询更多信息］。

0＝正常：没有认知功能损害。

1＝极轻微：患者或照料者觉察到有认知功能损害，但并未对日常活动或社会交往产生具体影响。

2＝轻微：临床上已有明显的认知功能损害，但仅对日常活动或社会交往产生轻微影响。

3＝中度：认知功能损害影响了患者的日常活动或社会交往，但患者仍能进行这样的活动。

4＝重度：认知功能损害使得患者无法进行正常的日常活动或社会交往。

1.2 幻觉和精神症状

给患者［及照料者］的指导语：在过去一周内，您是否看见、听到、闻到、或是感觉到并不真实存在的事物？［如果回答是，评分者应让患者或照料者详细说明并探询更多的信息］

0＝正常：没有幻觉或精神症状。

1＝极轻微：有错觉或非具象幻觉，但患者对其有自知力。

2＝轻微：与环境刺激无关而形成的具象幻觉，患者对其有自知力。

3＝中度：有具象的幻觉且自知力丧失。

4＝严重：患者有妄想或妄想症。

1.3 抑郁情绪

给患者〔及照料者〕的指导语：在过去一周内，您是否感到情绪低落、悲伤、没有希望、或是高兴不起来？如果是，这种感觉每次是否持续一天以上？这种感觉是否造成您难以进行日常活动或与他人相处？〔如果患者回答是，评分者应要求患者或照料者详细说明并探询更多信息〕。

0＝正常：没有抑郁情绪。

1＝极轻微：每次出现抑郁情绪的时间不超过一天，对患者的日常活动及社会交往没有影响。

2＝轻微：抑郁情绪会持续几天，但不会影响日常生活或社会交往。

3＝中度：抑郁情绪影响了患者的日常活动及社会交往，但患者仍能从事这样的活动。

4＝重度：抑郁情绪已使患者无法进行日常活动及社会交往。

1.4 焦虑

给患者〔及照料者〕的指导语：在过去一周内，您是否感到紧张、担心或是紧绷感？如果是，这种感觉每次是否持续一天以上？这种感觉是否造成您难以进行日常活动或与他人相处？〔如果患者回答是，评分者应要求患者或照料者详细说明并探询更多信息〕。

0＝正常：没有焦虑的感觉。

1＝极轻微：有焦虑的感觉但每次持续时间不超过一天。对患者的日常生活及社会交往也没有影响。

2＝轻微：焦虑情绪每次持续的时间超过一天，但对患者的日常生活及社会交往没有影响。

3＝中度：焦虑情绪影响了患者的日常活动及社会交往，但患者仍能从事这样的活动。

4＝重度：焦虑情绪已使患者无法进行日常活动及社会交往。

1.5 冷漠

给患者〔及照料者〕的指导语：在过去一周内，您是否对于参加活动或与人交往显得漠不关心？如果是，评分者应要求患者或照料者详细说明并探询更多信息。

0＝正常：没有冷漠感。

1＝极轻微：患者和或照料者察觉到有冷漠感，但对患者日常生活和社会交往没有影响。

2＝轻微：冷漠感影响了独自的活动及社会交往。

3＝中度：冷漠感影响了大部分的活动和社会交往。

4＝重度：患者变得被动与退缩，完全丧失主动性。

1.6　多巴胺失调综合征的特征

给患者［及照料者］的指导语：在过去的一周内，您是否有异常强烈的冲动难以控制？您是否觉得有种力量驱使您做或是想某些事并且难以停止？［给患者举例说明，如赌博，打扫卫生，用电脑，服用额外的药物，迷恋食物或性，这些均由患者来回答。］

0＝正常：没有这类问题。

1＝极轻微：有这类问题存在，但通常不会对患者或其家庭或其照料者造成困扰。

2＝轻微：有这类问题存在，但通常对患者个人和家庭生活仅造成一些困扰。

3＝中度：有这类问题存在，且通常对患者个人和家庭生活造成许多困扰。

4＝重度：有这类问题存在，且使患者不能进行日常活动或社会交往，或是不能维持以往的个人和家庭生活。

第一部分（日常生活中的非运动症状）剩余的问题［睡眠、白天嗜睡、疼痛和其他异常感觉、排尿问题、便秘问题、站立时头晕、和疲乏］和第二部分［日常生活中的运动症状］所有的问题均在**患者问卷**里。你的医生或护士可与您一起查看这些问题，但这份问卷须由患者本人或与其照料者一起来完成。

患者问卷

本问卷填写者（请勾选最佳答案）：患者　　　　照料者　　　　患者和照料者

第一部分：日常生活中的非运动症状（nM-EDL）

1.7　睡眠问题：在过去一周内，您是否有晚上入睡困难或是难以保持整晚持续的睡眠？早上醒来您觉得休息的如何？

0＝正常：没有睡眠问题。

1=极轻微：有睡眠问题，但通常可以休息一整夜。

2=轻微：有睡眠问题，且整晚处于睡眠状态有一定的困难。

3=中度：有睡眠问题，且难以维持整晚都处于睡眠状态，但通常还是能休息一多半的时间。

4=重度：我通常整夜大部分时间不能入睡。

1.8　白天嗜睡：在过去一周内，您是否在白天不能总是保持清醒状态?

0=正常：没有白天嗜睡。

1=极轻微：有白天嗜睡的情况存在，但我可以忍住并保持清醒。

2=轻微：当我独自一人和放松的时候有时候会睡着，例如，在看书或看电视时。

3=中度：我有时候在不应该睡的情况下睡着。例如，在吃饭或与人谈话的时候。

4=重度：我经常在不该睡的情况下睡着。例如，在吃饭或与人谈话的时候。

1.9　疼痛和其他感觉在过去的一周内，您是否有身体不适的感觉，如疼痛，刺痛或是抽痛?

0=正常：没有不适的感觉。

1=极轻微：我有不适的感觉，但我可以毫无困难的做事和与人相处。

2=轻微：这些不适的感觉使我在做事和与人相处时有一定的困扰。

3=中度：这些不适的感觉给我造成很大的困扰，但我仍能做事或与人相处。

4=重度：这些不适的感觉使我无法做事或与人相处。

1.10　排尿问题：在过去的一周内，您是否有控制排尿的困难? 例如，尿急、尿频，或尿失禁?

0=正常：没有排尿的问题。

1=极轻微：我有尿频或尿急。但这些并不影响我的日常活动。

2=轻微：排尿问题对我的日常活动造成一些影响。但我没有尿失禁。

3=中度：排尿问题对我的日常活动造成很大影响，包括尿失禁。

4=重度：我无法控制排尿且需要使用尿垫或放置导尿管。

1.11　便秘问题：在过去一周内，您是否有便秘问题，以致造成胃肠蠕动困难?

0＝正常：没有便秘。

1＝极轻微：我有便秘。排便时我需要额外用力。但这个问题并没有干扰我的活动或使我不适。

2＝轻微：便秘使我在做事时有一些困扰或使我感到不适。

3＝中度：便秘使我在做事时有很大困扰或让我感到很不舒服。但我仍能做事。

4＝重度：我通常需要他人帮助才能排便。

1.12 站立时头晕：在过去的一周内，当您从坐位或卧位站起时，是否感到有头昏，眩晕或头昏眼花的感觉？

0＝正常：没有眩晕或头昏眼花的感觉。

1＝极轻微：出现过眩晕或头昏眼花的感觉，但并不影响我做事。

2＝轻微：眩晕或头昏眼花的感觉使我需要在站立时扶住东西，但并不需要坐回去或躺下来。

3＝中度：站立时眩晕或头昏眼花使我需要坐下来或躺下以免晕倒或跌倒。

4＝重度：眩晕或头昏眼花会使我晕倒或跌倒。

1.13 疲乏：在过去一周内，您是否常常感到疲乏？这种感觉并不是困倦或悲伤。

0＝正常：没有疲乏感。

1＝极轻微：有疲乏感，但这并不影响我做事或与人相处。

2＝轻微：疲乏感使我做事或与人相处有一定的困难。

3＝中度：疲乏感使我做事或与人相处有很大困难，但这并不会让我无法做任何事。

4＝重度：疲乏感使我无法做事或与人相处。

第二部分
日常生活中的运动症状（M-EDL）

2.1 言语：在过去一周内，您觉得说话有问题吗？

0＝正常：没有问题。

1 = 极轻微：我说话声音小，含糊或不顺畅，但别人不需要我重复。

2 = 轻微：我偶尔需要重复说一遍，但不是每天都这样。

3 = 中度：我说话不清楚，以至于每天都会有人要求我重复，但大部分他们还是能理解。

4 = 重度：别人大部分或完全不能听懂我讲话。

2.2　唾液分泌与流涎：在过去一周内，当你清醒或睡觉时，是否常常会有唾液分泌过多？

0 = 正常：没有问题。

1 = 极轻微：我唾液分泌增多，但不会流口水。

2 = 轻微：我睡觉的时候会流口水，但清醒的时候不会。

3 = 中度：我清醒的时候有时也会流口水，但通常不需要纸巾或手帕擦拭。

4 = 重度：我口水很多以至于经常需要用纸巾或手帕擦拭以免弄脏衣服。

2.3　咀嚼与吞咽：在过去一周内，您吃药丸或吃饭通常有问题吗？您是否需要将药物切碎或碾碎，或是将食物做成软食、切碎或是搅拌后才能进食以免呛咳？

0 = 正常：没有问题。

1 = 极轻微：我知道我咀嚼缓慢或是吞咽时要费点劲，但我并不呛咳或是食物也不需要特殊准备。

2 = 轻微：由于有咀嚼或吞咽的问题，我的药丸需要切碎或是我的食物需要特殊准备，但在过去一周内我没有呛到。

3 = 中度：在过去一周内我至少呛了一次。

4 = 重度：由于有咀嚼和吞咽的问题，我需要鼻饲饮食。

2.4　进食：在过去一周内，您在进食和使用餐具上通常有无困难？例如，您用手指拿食物或使用刀叉，汤勺，筷子有困难吗？

0 = 正常：没有问题。

1 = 极轻微：我进食慢，但不需要帮助，而且进食时食物也不会洒出来。

2 = 轻微：我进食慢而且偶尔饭会洒出来。进食时少数一些情况我可能需要帮助，例如切肉。

3 = 中度：我在进食时有许多情况需要帮助，但还是有一些可以独立完成。

4 = 重度：我进食时大部分或全部需要帮助。

2.5 **穿衣**: 在过去一周内, 您穿衣通常有无困难? 例如, 您是否穿衣缓慢或需要别人帮忙扣扣子, 拉拉链, 穿脱衣服或首饰?

0 = 正常: 没有问题。

1 = 极轻微: 我动作缓慢但不需要帮助。

2 = 轻微: 我动作缓慢, 有少数情况需要帮助 (如扣扣子, 戴手镯)。

3 = 中度: 我许多情况下需要帮助。

4 = 重度: 我穿衣时大部分或全部需要帮助。

2.6 **卫生清洁**: 在过去一周内, 您在洗漱、沐浴、刮胡子、刷牙、梳头或是做其他个人卫生时是否觉得动作缓慢或是需要帮助?

0 = 正常: 没有问题。

1 = 极轻微: 我动作缓慢但不需要帮助。

2 = 轻微: 我在一些卫生清洁方面需要他人帮助。

3 = 中度: 我在许多卫生清洁方面需要他人的帮助。

4 = 重度: 我在卫生清洁方面大部分或全部都需要他人帮助。

2.7 **书写**: 在过去一周内, 您的字迹别人是否常常感到难以辨认?

0 = 正常: 没有问题。

1 = 极轻微: 我写字慢、笨拙或不工整, 但所有的字迹是清晰可辨的。

2 = 轻微: 我的某些字不清楚且难以辨认。

3 = 中度: 我的许多字不清楚且难以辨认。

4 = 重度: 我的大部分或全部字迹无法辨认。

2.8 **嗜好和其他活动**: 在过去一周内, 您在做您爱好或喜欢做的事情时是否常常感到有困难?

0 = 正常: 没有问题。

1 = 极轻微: 我的动作有一点慢, 但还是能轻松的做这些活动。

2 = 轻微: 我做这些活动时有一些困难。

3 = 中度: 我做这些活动时有很大困难, 但还是会做大部分的活动。

4＝重度：我无法完成大部分或是所有的活动。

2.9　翻身：在过去一周内，您在床上翻身是否经常感到有困难？

0＝正常：没有问题。

1＝极轻微：我翻身是有一点困难，但我不需要帮助。

2＝轻微：我翻身困难且偶尔需要别人的帮助。

3＝中度：我翻身常常需要别人的帮助。

4＝重度：如果没有别人的帮助，我根本无法翻身。

2.10　震颤：在过去一周内，您是否经常有抖动或震颤？

0＝正常：我没有抖动或震颤。

1＝极轻微：我有抖动或是震颤，但它并不影响活动。

2＝轻微：抖动或震颤仅影响我的很少一些活动。

3＝中度：抖动或震颤影响了我的许多活动。

4＝重度：抖动或震颤影响了我大部分或所有的活动。

2.11　起床，下车或是从较低的椅子上站起来

在过去一周内，您在起床、下车或是从较低的椅子上站起来是否常常感到困难？

0＝正常：没有问题。

1＝极轻微：我动作慢或笨拙，但我通常能一次完成。

2＝轻微：我需要尝试一次以上才能起身，且偶尔需要帮助。

3＝中度：我有些时候需要帮助才能起身，但大多数情况下我可以自己完成。

4＝重度：我大部分情况下或完全需要别人的帮助。

2.12　行走与平衡：在过去一周内，您在行走和保持平衡上是否常常有困难？

0＝正常：没有问题。

1＝极轻微：我稍微有点慢或是可能走路拖步，但我不需要助行器。

2＝轻微：我走路偶尔需要助行器，但我不需要别人的帮助。

3＝中度：我通常需要使用助行器（拐杖，助步车）走路以免摔倒，但并不经常需要别人的帮助。

4＝重度：我通常需要别人的帮助才能走路以免摔倒。

2.13　僵住

在过去一周内，您平时走路时，是否会突然停住或僵住，就好像是脚被粘在地上的感觉？

0＝正常：没有问题。

1＝极轻微：我有短暂的僵住，但能很容易的再走起来。我没有因为行走时僵住而需要别人的帮助或需要助行器（拐杖或助步车）。

2＝轻微：我有行走时僵住且再走起来有困难，但我不需要别人的帮助或助行器（拐杖或助步车）

3＝中度：当我僵住时再走起来很困难。由于僵住，我有时需要助行器或是别人的帮助。

4＝重度：由于僵住，我在大部分或全部的时间里需要助行器或别人的帮助。

第三部分
运动功能检查

3a 目前患者是否在服用治疗帕金森病的药物？　　□是　　□否

3b 如果患者正在服用治疗帕金森病的药物，请依据下面的定义标明患者所处的临床状态："开期"：是指患者正在服用药物且有很好疗效时的功能状态。

"关期"：是指尽管患者在服用药物但疗效欠佳时的功能状态。

3c 患者是否在服用左旋多巴？　　□是　　□否

如果是，请注明自上次服药到现在有多少分钟＿＿＿＿＿＿。

3.1　言语

0＝正常：没有言语问题。

1＝轻微：丧失正常的音调，发音或音量，但所有的字句仍能很容易听懂。

2＝轻度：丧失正常的音调，发音或音量，有少数字句不清楚，但总体上语句还是能较容易听懂。

3＝中度：患者语言难以理解。尽管不是所有的语句都难以听懂，但至少是有一些已很难听懂。

4 = 重度：患者大部分的语言难以听懂或难以理解。

3.2 面部表情

0 = 正常：正常的面部表情。

1 = 轻微：轻度的面具脸，仅有瞬目频率的减少。

2 = 轻度：除了瞬目频率减少外，下面部也有表情减少，也即口周的运动减少，如自发性微笑减少，但嘴唇没有分开。

3 = 中度：有面具脸，嘴唇在嘴部不动时有时会张开。

4 = 重度：有面具脸，嘴唇在嘴部不动时大多数情况下是张开的。

3.3 僵直

0 = 正常：没有僵直。

1 = 轻微：只有在加强试验时才能发现有僵直。

2 = 轻度：不需要加强试验即可发现有僵直，但关节的活动范围不受限且可轻松达到。

3 = 中度：不需要加强试验即可发现有僵直；需要用力才能使关节的活动范围不受限。

4 = 重度：不需要加强试验即可发现有僵直，且关节的活动范围受限。

颈部 左上肢 右上肢 左下肢 右下肢

3.4 手指拍打

0 = 正常：没有问题。

1 = 轻微：有下列情形之一。a）手指拍打动作的正常节律被一次或两次中断或迟疑打断；b）动作轻微变慢；c）手指拍打的幅度在接近第 10 次时减小。

2 = 轻度：有下列情形之一。a）在手指拍打的过程中有 3 到 5 次的停顿；b）动作轻度缓慢；c）手指拍打的幅度在拍打次数到一半时即开始减小。

3 = 中度：有下列情形之一。a）手指拍打过程中有 5 次以上的停顿或是至少有一次较长时间的冻结（僵住）；b）动作中度变慢；c）手指拍打的幅度从拍打的第一次即开始逐渐减小。

4 = 重度：由于动作的迟缓，中断或是幅度的减少患者不能或是几乎不能完成此项动作。

右 左

3.5　手部运动

0＝正常：没有问题。

1＝轻微:有下列情形之一。a）伸掌握拳动作的正常节律被一次或两次中断或迟疑打断；b）动作轻微变慢；c）伸掌握拳动作的幅度在接近第 10 次时减小。

2＝轻度：有下列情形之一。a）在伸掌握拳的过程中有 3 到 5 次的停顿；b）动作轻度缓慢；c）动作的幅度在任务进行到一半时即开始减小。

3＝中度：有下列情形之一。a）伸掌握拳过程中有 5 次以上的停顿或是至少有一次较长时间的冻结（僵住）；b）动作中度变慢；c）动作的幅度从第一次即开始逐渐减小。

4＝重度：由于动作的迟缓，中断或是幅度的减少患者不能或是几乎不能完成此项动作。

右　　　左

3.6　手部旋前旋后

0＝正常：没有问题。

1＝轻微:有下列情形之一。a）手掌翻转动作的正常节律被一次或两次中断或迟疑打断；b）动作轻微变慢；c）手掌翻转动作的幅度在接近第 10 次时减小。

2＝轻度:有下列情形之一。a）手掌翻转的过程中有 3 到 5 次的停顿;b）动作轻度缓慢；c）动作的幅度在任务进行到一半时即开始减小。

3＝中度：有下列情形之一。a）手掌翻转的过程中有 5 次以上的停顿或是至少有一次较长时间的冻结（僵住）；b）动作中度变慢；c）手掌翻转的幅度从第一次旋前旋后动作即开始逐渐减小。

4＝重度：由于动作的迟缓，中断或是幅度的减少患者不能或是几乎不能完成此项动作。

右　　　左

3.7　脚趾拍地运动

0＝正常：没有问题。

1＝轻微:有下列情形之一。a）脚趾拍地动作的正常节律被一次或两次中断或迟疑打断；b）动作轻微变慢；c）脚趾拍地动作的幅度在接近第 10 次时减小。

2＝轻度:有下列情形之一。a）脚趾拍地的过程中有 3 到 5 次的停顿;b）动作轻度缓慢；

c）动作的幅度在任务进行到一半时即开始减小。

3＝中度：有下列情形之一。a）脚趾拍地的过程中有 5 次以上的停顿或是至少有一次较长时间的冻结（僵住）；b）动作中度变慢；c）脚趾拍地的幅度从第一次动作即开始逐渐减小。

4＝重度：由于动作的迟缓，中断或是幅度的减少患者不能或是几乎不能完成此项动作。

右　　　左

3.8　腿部灵活性

0＝正常：没有问题。

1＝轻微：有下列情形之一。a）足部抬高踏地动作的正常节律被一次或两次中断或迟疑打断；b）动作轻微变慢；c）动作的幅度在接近第 10 次时减小。

2＝轻度：有下列情形之一。a）足部抬高踏地的过程中有 3~5 次的停顿；b）动作轻度缓慢；c）动作的幅度在任务进行到一半时即开始减小。

3＝中度：有下列情形之一。a）足部抬高踏地的过程中有 5 次以上的停顿或是至少有一次较长时间的冻结（僵住）；b）动作中度变慢；c）动作的幅度从第一次即开始逐渐减小。

4＝重度：由于动作的迟缓，中断或是幅度的减少患者不能或是几乎不能完成此项动作。

右　　　左

3.9　从椅子上站起来

0＝正常：没有问题，可以快速毫不迟疑的站起来。

1＝轻微：站起来的速度比正常慢；或是需要尝试一次以上；或是需要往前坐才能站起来。但是不需要扶扶手。

2＝轻度：自己手扶扶手即可轻松站起来。

3＝中度：需要扶扶手，但容易再跌回椅子上；或是需要尝试一次以上才能扶着扶手站起来，但还是不需要别人帮助。

4＝重度：没有别人帮助的情况下站不起来。

3.10　步态

0＝正常：没有问题。

1＝轻微：轻微的步态损害但可以独立行走。

2＝轻度：有明显的步态损害但还可以独立行走。

3＝中度：需要辅助工具才能安全的行走（拐杖或助行器）但不需要别人的帮助。

4＝重度：完全不能行走或是只有在别人的帮助下才能行走。

3.11　冻结步态

0＝正常：没有冻结步态。

1＝轻微：在起步，转身或通过门口时有一次停顿，但随后即可顺利的沿直线行走。

2＝轻度：在起步，转身或通过门口时有一次以上的停顿，但随后即可顺利的沿直线行走。

3＝中度：在直线行走中有一次步态冻结。

4＝重度：在直线行走中有多次步态冻结。

3.12　姿势的稳定性

0＝正常：没有问题：后退一两步即恢复站立。

1＝轻微：需要后退三到五步，但不需要别人帮助即恢复站立。

2＝轻度：需要后退五步以上，但仍不需要别人帮助即恢复站立。

3＝中度：可以安全的站立，但缺乏姿势平衡反射；如果评分者不接住会跌倒。

4＝重度：姿势非常不稳，倾向于自发失去平衡或是轻微的触碰肩膀即可跌倒。

3.13　姿势

0＝正常：没有问题。

1＝轻微：不是很直，但对于老年人来讲可能是正常的。

2＝轻度：肯定存在身体前倾，脊柱侧弯或倾向一侧，但患者可在提醒后将姿势矫正回来。

3＝中度：驼背，脊柱侧弯或倾向一侧，且不能被患者矫正回来。

4＝重度：身体屈曲，脊柱侧弯或倾向一侧导致严重的姿势异常。

3.14　全身自发性的运动（身体动作迟缓）

0＝正常：没有问题。

1＝轻微：自发性运动整体上轻微变慢或减少。

2＝轻度：自发性运动整体上轻度变慢或减少。

3＝中度：自发性运动整体上中度变慢或减少。

4 = 重度：自发性运动整体上严重变慢或减少。

3.15　手部姿势性震颤

0 = 正常：没有震颤。

1 = 轻微：有震颤，但幅度不超过 1cm。

2 = 轻度：震颤的幅度至少有 1cm，但不超过 3cm。

3 = 中度：震颤的幅度至少有 3cm，但不超过 10cm。

4 = 重度：震颤的幅度最少有 10cm。

3.16　手部的动作性震颤

0 = 正常：没有震颤。

1 = 轻微：有震颤，但幅度不超过 1cm。

2 = 轻度：震颤的幅度至少有 1cm，但不超过 3cm。

3 = 中度：震颤的幅度至少有 3cm，但不超过 10cm。

4 = 重度：震颤的幅度最少有 10cm。

3.17　静止性震颤的幅度

肢体评分

0 = 正常：没有震颤。

1 = 轻微：最大震颤幅度小于 1cm。

2 = 轻度：最大震颤幅度大于 1cm 但小于 3cm。

3 = 中度：最大震颤幅度在 3~10cm 之间。

4 = 重度：最大震颤幅度大于 10cm。

右上肢　左上肢　右下肢　左下肢　嘴唇 / 下颌

3.18　静止性震颤的持续性

0 = 正常：没有震颤。

1 = 轻微：静止性震颤出现的时间占所有检查时间的 25% 以下。

2 = 轻度：静止性震颤出现的时间占所有检查时间的 26%~50% 之间。

3 = 中度：静止性震颤出现的时间占所有检查时间的 51%~75% 之间。

4＝重度：静止性震颤出现的时间占所有检查时间的 75% 以上。

异动症对第三部分评分的影响

A. 异动症（舞蹈样动作或肌张力障碍）是否在检查过程中出现？　□是　□否

B. 如果有的话，这些运动是否干扰了运动功能的评分？　□是　□否

Hoehn & Yahr 分期

0＝没有症状。

1＝仅有单侧症状。

2＝双侧均受累，但平衡功能未受影响。

3＝轻度到中度受累；姿势有些不稳但可独自站立；在后拉试验时需要辅助才能恢复平衡。

4＝严重的功能障碍；但在没人帮助的情况下仍能行走或站立。

5＝如果没人帮助将完全依靠轮椅或终日卧床。

第四部分
运动并发症
A. 异动症（不包括关期肌张力障碍）

4.1　出现异动症的时间

　　给患者（和照料者）的指导语：在过去一周内，您通常每天睡眠几个小时？这包括晚上睡眠时间和白天小睡？好的，如果您睡＿＿小时，那么您每天清醒的时间就是＿＿小时。在这些清醒的时间里，您总共有多少小时会出现蠕动、颤搐或是抽动症状？请不要把震颤的时间算在内，震颤是一种有规律的前后摇动，也不要把清晨或夜间的痛性足部痉挛或抽筋时间计算在内，我会在随后问您这些症状。请专注于蠕动，抽动和不规则运动等这些类型的异常运动上。请将您在清醒时间内出现这些动作的时间加起来。总共＿＿小时（以此数字进行计算）。

　　0＝正常：没有异动症。

　　1＝轻微：占清醒时间的 25% 以下。

2＝轻度：占清醒时间的 26%~50%。

3＝中度：占清醒时间的 51%~75%。

4＝重度：占清醒时间的 75% 以上。

1. 每天清醒时间（小时）：_____

2. 每天出现异动症的时间（小时）：_____

3. 出现异动症的百分比 =[（2/1）× 100]：_____

4.2　异动症对生活功能的影响

给患者（和照料者）的指导语：在过去一周内，当您出现这些抽动运动时是否会影响您做事或与人交往？这些动作是否阻止了您做事或与人交往？

0＝正常：没有异动症或是异动症对日常活动或社会交往没有影响。

1＝轻微：异动症对很少一些活动有影响，患者在出现异动症的时候能够进行所有的活动和社会交往。

2＝轻度：异动症对许多活动有影响，但是患者在出现异动症的时候仍能够进行所有的活动和社会交往。

3＝中度：异动症对患者的活动产生影响，以至于患者在出现异动症时不能进行某些活动或是不能参加某些社交活动。

4＝重度：异动症对患者的功能产生严重影响，以至于患者在出现异动症时通常不能进行大部分的活动或是不能参加大部分的社交活动。

B. 运动波动

4.3　出现"关"期的时间

给患者（和照料者）的指导语： 有些帕金森病患者对药物有良好的反应，他们在每天清醒的时间里都可保持好的状态，我们称之为"开"期。有些患者也服用药物，但仍是会有一些时间处于低点，不好的状态，或是有动作慢或抖动。医生们把这些低谷的时间称为"关"期。在过去一周内，您之前告诉过我您每天通常有____小时处于清醒状态。在这些清醒的时间里，您通常有多少小时会陷入低谷或处于关的状态？共有____小时（以此数字进行计算）。

0＝正常：没有"关"的时间

1＝轻微：占清醒时间的 25% 以下。

2＝轻度：占清醒时间的 26%~50%。

3＝中度：占清醒时间的 51%~75%。

4＝重度：占清醒时间的 75% 以上。

1. 每日清醒时间（小时）：＿＿＿＿＿＿

2. 每日出现"关"的时间（小时）：＿＿＿＿＿＿

3. 出现"关"的百分比 ＝［（2/1）× 100］：＿＿＿＿＿

4.4　运动波动对生活功能的影响

给患者（和照料者）的指导语：请您想想在过去一周内，您在什么时候出现过药效不佳或是"关"的状态？您在此时做事或与人交往通常是不是要比药物有效的时候更困难些？是否有些事情您在药效好的时候可以做，但在药效不好的时候就有困难或是没法做？

0＝正常：没有运动波动或是运动波动对日常活动或社会交往没有影响。

1＝轻微：运动波动对很少一些活动有影响，患者在"开"期可以进行的各种活动和社会交往在"关"期也可以完成。

2＝轻度：运动波动对许多活动有影响，但患者在"开"期可以进行的各种活动和社会交往在"关"期也可以完成。

3＝中度：运动波动对患者的活动产生影响，以至于患者在"开"期可以进行的活动和社会交往在"关"期有些不能完成。

4＝重度：运动波动对患者的活动产生影响，以至于患者在"开"期可以进行的活动和社会交往在"关"期大部分不能完成。

4.5　运动波动的复杂性

给患者（和照料者的）指导语：对于某些患者而言，药效不好或是"关"期会出现在一天中某一特定的时间或是在患者吃饭或锻炼等活动中出现。在过去的一周内，您是否通常知道您会在什么时候出现药效不好？换句话说，就是药效不好是不是总在某一特定的时间出现？或是大部分时间在某一特定的时间出现？或是只是有些时候在某一特定的时间出现？还是完全不能预测？

0＝正常：没有运动波动。

1＝轻微："关"期的到来总是能或绝大部分时间可以预测（>75%）。

2＝轻度:"关"期的到来大部分时间可以预测（51%~75%）。

3＝中度:"关"期的到来有些时候可以预测（26%~50%）。

4＝重度:"关"期的到来几乎不能预测（≤25%）

C."关"期肌张力障碍

4.6 痛性关期肌张力障碍

给患者（和照料者）的指导语:在我之前问您的问题中，您已经提到您每天通常有＿＿小时处于"关"期，此时您的帕金森病症状不能得到良好的控制。在这些药效不好或是"关"期的时间里，您是否常常会有痛性的痉挛或是抽筋？在每天＿＿小时的"关"期时间里，您把出现痛性痉挛的时间加起来会有几个小时?

0＝正常:没有肌张力障碍或是没有关期。

1＝轻微:占"关"期时间的25%以下。

2＝轻度:占"关"期时间的26%~50%。

3＝中度:占"关"期时间的51%~75%。

4＝重度:占"关"期时间的75%以上。

1. 每天"关"期的时间（小时）:＿＿＿＿＿

2. "关"期时出现肌张力障碍的时间（小时）:

＿＿＿＿＿

3. "关"期肌张力障碍占"关"期时间的百分比＝

［（2/1）×100］:＿＿＿＿＿

72